JN181783

カラダが変わる！
ココロが変わる！
人生が変わる！

気功で新しい自分に変わる本

星ノ氣功 主宰
星野真木 著

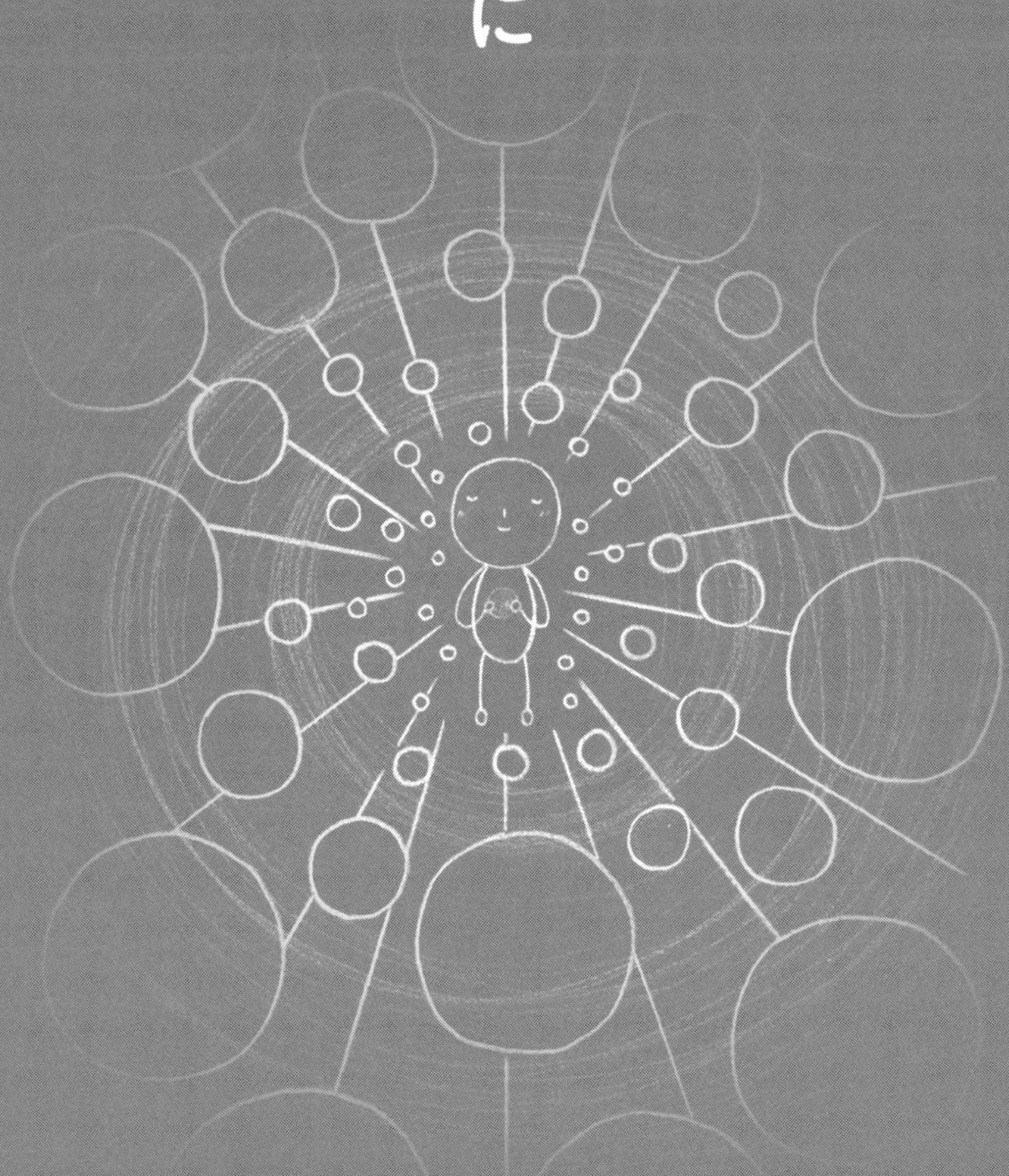

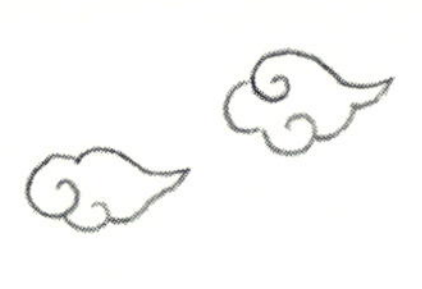

はじめに

気功との出会い

私は、子どもの頃から大変身体が弱く、薬漬けの生活を送っていました。よく扁桃腺を腫らして毎月熱を出していた私は、抗生剤が手放せず、お医者さまも、このままでは成長しない、と心配するほどでした。胃腸の調子も悪いのが日常。食べても太らず、体重は中学生になってもわずか28㎏ほどでした。

漢方薬や、健康食品など、身体が丈夫になる、元気になるといわれているものはいろいろ試しました。どれもそれなりに効果はあるものの、根本的に体質を変えるまでには至らず、虚弱体質から脱する方法は、残念ながら見つからなかったのです。

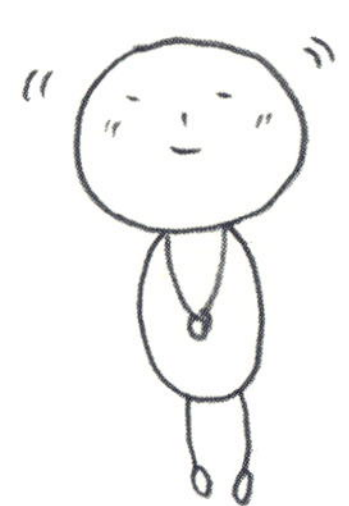

そんな虚弱な私でしたが、大人になり、幸い妊娠し、出産することができました。けれども、なけなしの生命力を使い果たしてしまったのか、出産後に体調をくずし、大学病院でベーチェット病という病気にほぼまちがいがない、と診断されました。ベーチェット病とは、身体のあちこちが、原因不明で炎症を起こす病気で、膠原病の一種とされています。

病名がわかってほっとしたものの、西洋医学では原因がわからず、治療法も、対処療法が中心であるということがわかりました。3週間ほどの入院をすすめられましたが、子どもも生まれたばかりで、両親も高齢、仕事もしていたので（当時は雑貨デザイン製造卸の仕事をしていました）、何となく病院から遠のいてしまったのです。

幸い、その後飲んでみた漢方煎じ薬が合っていたようで、だいぶよくなったものの、仕事、家事、育児と忙しい日々のなかで、自分の身体のことは、見ないふり、気がつかないふりをしていました。

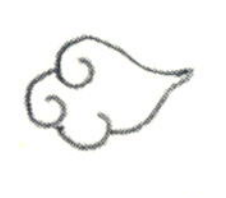

しかしながら、昼間や、蛍光灯の下はまぶしくて、目を開けていられなかったり、虫にさされてもいないのに、あちこち皮膚が赤く腫れ、しこりになったり、関節が痛くて、階段を上るのに苦労したり、頭をハンマーで殴られたような衝撃を受けて頭痛とひどいめまいが3ヶ月くらい続いたりと、大きな炎症、小さな炎症をごまかしながら10年ほど経ったときのこと。

ご飯を食べてもうまく消化できなくなり、お腹は風船のようにふくらみ、ひどい頭痛にみまわれ、とうとう1週間のうち2日くらいしか起きられなくなってきました。

そのうえ顔にアトピーが出て、腫れてしまい、目は半分くらいの大きさになってしまいました。皮膚科で処方されたステロイドは、症状を抑えるだけで、根本的に治るわけではありません。

そうこうしているうちに、仕事ばかりか家事もままならず、ほぼ寝た

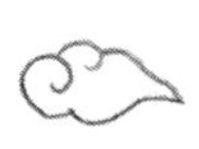

きりの状態になってしまいました。
あきらめて、病院に行こうかと思ったとき、たまたま本屋さんで気功の本を手にとりました。大変な運動音痴の私は、スポーツなどというものは、学校の授業以外でやったこともなく、身体は硬くてガチガチ、準備運動だけで疲れ果ててしまうほど。そんな私にもできそう、と思ったのが気功でした。幸い、歩いて5分のところに松丹気功教室があったことから、体調をみながら通い始めることにしました。
最初は身体が硬すぎて、ご高齢の方にも遠く及ばず。1回行くとひどい筋肉痛になっていました。けれども続けているうちに、身体がほぐれて柔軟になり、ひどかった頭痛も回数が減ってきました。心も徐々に前向きになり、外出できることも多くなってきました。
そしてさらに気功を深く知りたいと思った私は、気功療法の勉強を始めました。それが大変に面白く、夢中になっているうちに、私はとうと

う元気になったのです。

元気になるまで、揺れながら、3年。一生治らないかもしれなかった病気です。取り組んだ3年は長いと思われるかもしれませんが、とても充実して楽しい3年でもありました。

気功は自分の力で身体と心を「変える」技術

このように体質を自分の力で変えることができる「気功」というものを、私と同じように身体の弱い方、慢性の病気で困っている方、ストレスで様々な症状に悩んでいらっしゃる方に、ぜひお伝えしたい。そう思い、私は気功を仕事として始めました。

その後、梁（リャン）気功事務所の梁蔭全（リャンインゼン）先生に出会い、気功を続けることで私の体質はますますよくなっています。そして日々、自分を実験台にして研究を続けています。

お客さまからは、虚弱体質や慢性症状がよくなってきた、というお話や、「元気になって、仕事ができるようになりました」「相手の気持ちがわかるようになって、結婚することになりました」「妊娠しました」などの嬉しいご報告もいただいています。そんなとき、気功を仕事にしてよかったと感じます。

こうしたお客さまの幸運は、他人の私がもたらしたものではなく、日々「気功をする」という、ご自身のたゆまぬ努力から自然にやってきたものです。私は、古くから伝わる気功という技術をただお伝えしたにすぎません。気功は実際にやってみれば、必ず自分を変えることができる技術であると私は確信しています。

この本では、気功の初級内容を中心に、そして、私自身が経験的に成果が出やすいと感じた気功法を、講座に参加していただいているように、わかりやすくご説明していきます。

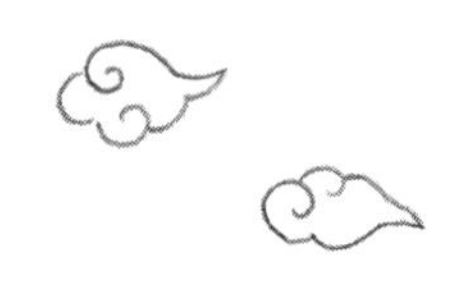

そして、1段、1段、ゆっくりとマスターしていただければ、自然と自分の身体が変わるのを感じていただけると思います。3段目が終わる頃、いつしか心までもが変わっているのを感じるでしょう。

新しいことを始めることは、少しワクワクして、少し緊張します。けれども、肩の力を抜いて、全身リラックスして、平常心で、さあ、ふんわりと一緒に気功を始めてみましょう。

もくじ

第2章　～気の不足がすべての病の原因～　全身に気を満たそう

第3章　～自分をいいエネルギーでいっぱいに～　站椿功(たんとうこう)でプラスのスパイラルに変わる！

第4章　～くり返すことが実現力に～　よい気を自分の奥深くまで浸透させよう

第5章 ～まずは自分が変わること～ 「気」の持ちようで人間関係は変わる

第6章 ～実践 はじめての気功～ 気功で新しい自分に変わる

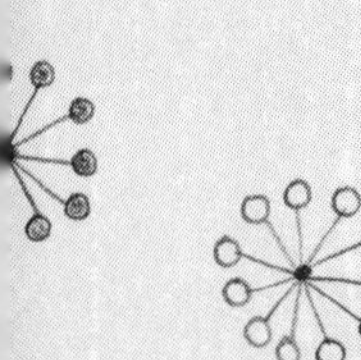
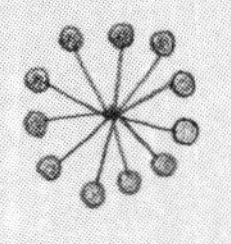
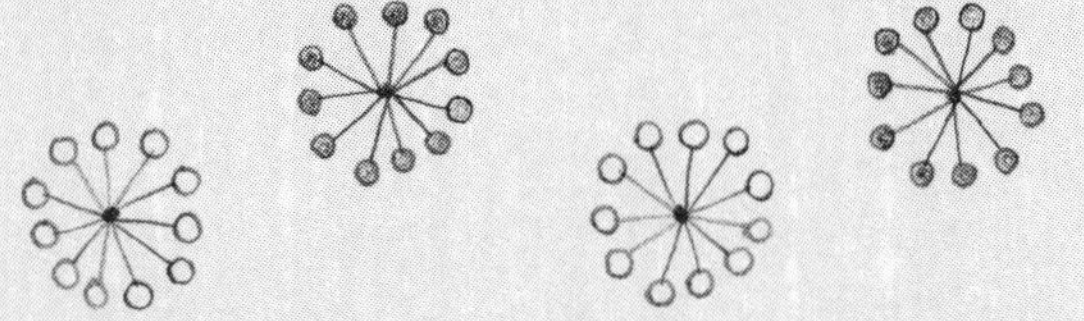
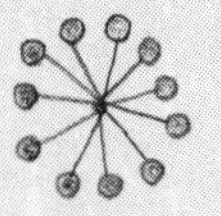
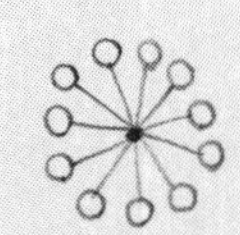

序章

気とは？
気功とは？

気とは？

気とは
生命力、
生きていくのに
必要な生命エネルギー。

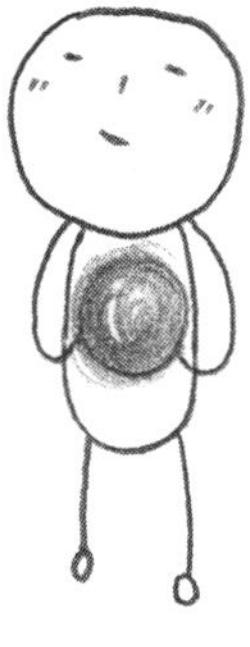

気功とは?

気功とは
気、生命力、
エネルギーを増やし
質を高めて
身体や心を変えていく
技術なのです。

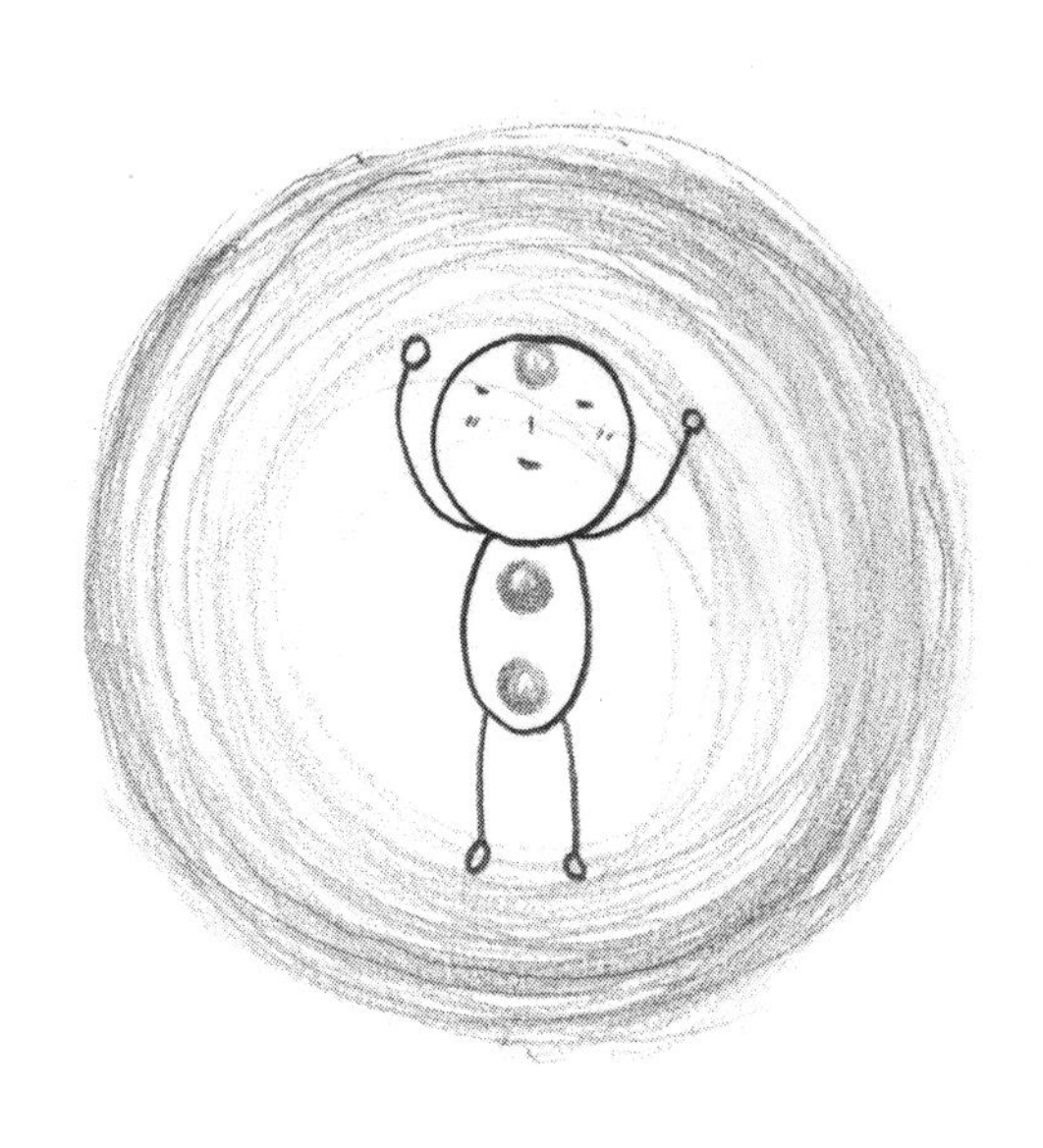

1．気とは

気は言葉で理解するものではない

気功の気を言葉で説明するのはとても難しいと感じます。
私自身、気功を始めた頃は気といっても、何だかあやしい、見えない、不思議なもの、神秘的なもの、本当にあるのかないのか、わからないもの、という感じでした。

けれども気功を続けるうちに、森羅万象すべてが気でできている、気で成り立っている、そして、私たちが生きているのは気のおかげだ、ということが何となくわかるようになりました。すると何だかとてもありがたく感じて、涙がどんどん流れてきました。

言葉という道具は、気に比べると粒子が粗く、精妙な気を表現するのには、どんなに言葉を尽くしても限界があります。たとえば、はっとするほど美しい絵画を、言葉や文だけで表現するのにはどうしても限界がある、それと同じような感覚です。その絵画を一目見ることには、どうしてもかなわないのです。

気というものも、それと同じ。言葉という道具を介さずとも、精妙で深淵な情報を、一瞬で伝える力があるものだと感じます。

それほど、気の中に含まれる情報の質と量は、とてつもないものです。

ですから、気とは何か、それを本当に理解するには、気功をやってみて実感するのが一番です。けれどもそれでは、気功がはじめての方には、さっぱりわかりませんから、言葉で表現してみようと思います。

気とは、生きていくのに必要不可欠な生命エネルギー

気は、人間が生命活動をしていくために、なくてはならない、とても基本的なエネルギーです。人間はすべて、気のおかげで、生きて活動したり考えたりしているのです。

たとえるならば、「太陽」と「太陽電池式の電卓」のような感じです。
太陽電池式の電卓は、光がなければ機能しません。光がなければ、ただの物質。プラスチックや金属の物体です。それと同じような関係が、人間と気の間にもあります。私たちが生きて、活動することができるのは、気という生命エネルギーのおかげなのです。

もし気がなければ、私たちは、光のない太陽電池式の電卓のようにただの物体にすぎず、人間として考えたり行動したりすることはできないのです。

けれども電卓と光の関係と、人間と気の関係では、徹底的に違うところがあります。

電卓は、光がまったくなくても、ほこりまみれになっても、とりあえず電卓という形で存在することはできます。そして、また光が当たれば計算できます。

けれども人間は、気が完全に抜けてしまうと、身体は死して屍（しかばね）になります。残念ながら、再び活動することはできません。それだけ気は人間が生きていくうえで重要であり、必要不可欠なものなのです。気は、生きている私たちの身体に常に存在し、生命活動を維持してくれている大切な生命エネルギーなのです。

これは、空気が、私たちの生命活動に必要不可欠であるにもかかわらず、見えないし何もないように感じるのと同じような感覚かもしれません。ただ、気は空気よりももっと細かくて精妙なものなので、残念ながらまだ科学でははっきりとは証明されておらず、あたかも存在しないかのように扱われてしまいがちです。

しかし、生きている人なら誰でも身体に気が巡っています。気のない人など一人もいませんし、気を発していない人など一人もいないということになります。

気のいろいろな種類や、様々な気質

気は、人の気だけではありません。気にもいろいろ種類があります。

天の気　地の気、太陽の気、月の気、水星の気、木星の気、火星の気、土星の気、金星の気、木の気、花の気、草の気。

森羅万象、すべて気に満ち、宇宙は気でできています。


そして、一口に人の気といっても、十人十色です。

大変に広い感じがする人、深い感じがする人、とても充実した気を持つ人、柔らかな気質、質実剛健な気質、繊細で高い気質、明るい気質、重々しい気質、など、本当に様々です。そして、同じ人でも、日によって、体調によって、気分によって、気質が違うこともあります。

これは、気功をしていなくても何となくわかっていただけるかと思います。毎日同じ気分でいられる人は、なかなかいないのではないでしょうか。気分のよい日、落ち込んでいる日、身体が軽い日、身体が重い日、いろいろな気分の日があります。

元気でイキイキとしている人は、生命力である気が満ちていて、気の質が大変によいものです。一緒にいると、何となく元気になったり、楽しい気持ちになったりします。

反対に元気のない人は、様々な原因で、生命力である気が少なくなってしまっていたり、気の質が悪くなってしまっていることが考えられます。一緒にいると重苦しい気持ちになったり、疲れてしまったり、悲しい気持ちになるかもしれません。

このように実は、私たちは普段から気を感じて生きています。

そして日本語には、「気」がつく言葉がたくさんあります。元気、気分、気持ち、気のせい、運気、病気など。私たちはごく自然に、気を感じながら生活しています。

思いがものごとを現実化する

様々な気があるなかで、私たちの意識は、大変優秀で重要な気（エネルギー）であるといえます。

人間の意識活動というものは、とびぬけて優秀で、ほかの動物にはない力といえます。思いや考えという気の力を最大限に有効活用することは、人間として生まれてきた私たちの大切な役割であるといえるでしょう。思いや考え、意識は、自分の全体の生命力、気、エネルギーの方向性を決定していく重要なものだからです。ですから、意識を高く持つことが、人間として生きていくためには大変重要になります。

思いや考え、意識には、形がありません。けれども、意識というものが存在しない、という人は、科学者でさえも、いないかと思います。分子や原子という形で確認できなくても、確実に存在する気（エネルギー）なのです。

そして、私たちのまわりにある物はすべて、誰かの思いや考え、意識という、気（エネルギー）が現実化したものであるといっても過言ではありません。

パソコンもスマートフォンも、テレビも、コップも、テーブルも、家も、

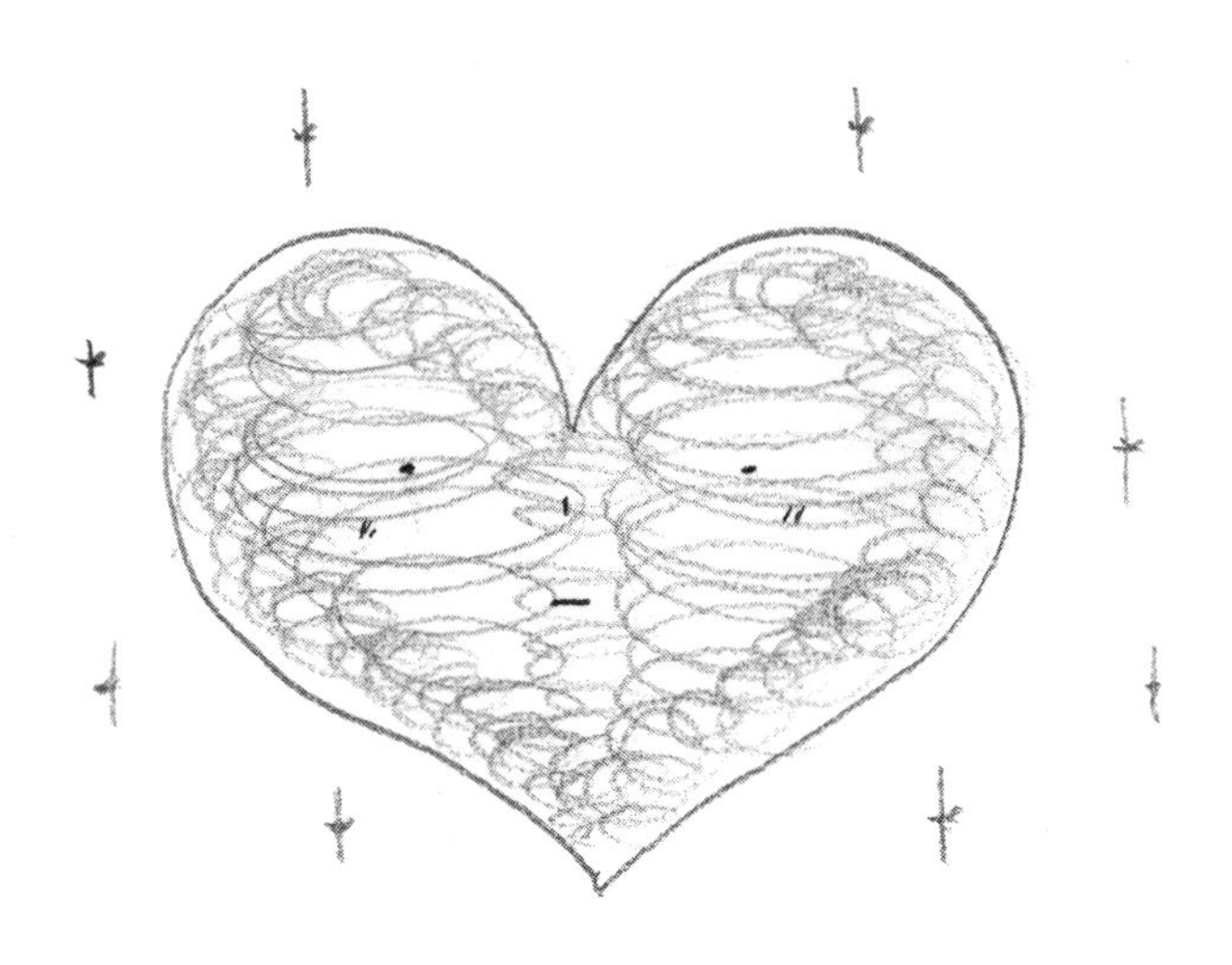

道も、車も、電車も、すべて誰かが、こういったものをつくってみよう、と心で思ったものが現実として現れたものなのです。ものごとを現実化する、それが意識のエネルギーのはたらきなのです。

ですから、私たちが現実社会を、よりよくし、イキイキと生きていくためには、イキイキとした心の思い、考え、意識の気（エネルギー）が大変重要になります。

気（エネルギー）に何らかの不調、不具合が起きると、私たちは心身の不調として感じます。病気となって現れてくることもあります。そこで、気功という古くからの技術が大変に役に立つのです。

★☆★☆★☆

気功で変わる！

気とは、生きていくのに必要不可欠なエネルギー。人間だけではなく、森羅万象、すべて気に満ち、宇宙は気でできています。気には様々な種類があり、私たちの意識も気（エネルギー）のひとつです。意識は、大変高性能な、ものごとを現実化する気（エネルギー）です。

★☆★☆★☆

2. 気功とは

気功は心身の気のバランスをとる技術

気功の歴史は大変古く、数千年の歴史があるといわれています。長い年月をかけて練りに練られた、人間が健康でイキイキと人生を生きるための技術、それが気功です。気功はその名の通り、気、生命力、生命エネルギーに直接はたらきかける技術です。

そして、人間の心で思うことや考えること、意識も気ですから、気功は、身体の不調だけではなく、心の不調にも自然にはたらきかけていくことができます。私たちが健康に暮らすためには、身体と心、両方のバランスがとれた状態であることがとても大切なのです。

身体はそれなりに健康でも、心が不安定だと、いつか身体に不調が出る可能性があります。身近に自分勝手な人や意地悪な人がいると、周りの人も迷惑します。また、頭がよかったり、心が優しかったりしても、身体が弱くて病気がちだと、そのよさを十分に発揮できなかったりします。

気功は、こうした心身のアンバランスを整えるものであり、そうすることによってよりよい人生を送れるようになります。長い時間をかけて研究、開発されてきた、本当によくできた技術だと、私は感じます。決められた動きをただただ繰り返すだけで、様々な不調が改善されていきます。

気功の動作はとても簡単で、覚えるのに苦労はしません。誰でも簡単に覚えられます。また、身体の柔軟性や、運動神経のよさも必要としないので、今まで運動をしてこなかった人でも気軽に始めることができます。

体力が落ちていれば、1日5分から始めることも可能ですし、呼吸法なら寝ながらでも十分に実践できますから、病中病後のリハビリにも最適です。特別な道具も必要なく、手を広げられるくらいの空間があれば十分ですから、場所を選びません。いつでもどこでも、やろうと思ったならば、今すぐにでもできるのです。

そして、続けるうちに、体力や気力が「若い頃に戻ったようだ」「子どものときの気分はこんなだった」と感じるようになることも可能なのです。自分が一番調子がよかった頃の状態へと自然に戻ることができるのです。

気功は、気（エネルギー）吸収のための技術

私たちは普通、生きるためのエネルギーを食べ物や呼吸から得ていますが、実は気功は、エネルギー吸収の第3のルートを開発する技術でもあります。まるで

「仙人が霞(かすみ)を食う」ような感じです。何もないかのように思われる空間から、生きるためのエネルギーである「気」を、意識や動作を使って自身の中に吸収します。より多くの気を取り入れて、質を高めていき、生命のバランスをとっていきます。

これは難しいことはありません。時間はかかるかもしれませんが、簡単な動作を繰り返すことで気を実感し、自分の意識したところに気を集中させたり、外部の気を取り入れたりすることができるようになってきます。

これができるようになると、病気のところに意識的に気を入れたり、いらない邪気や病気を身体の外に出すことができるようになります。

そして、生まれつき身体が弱く、気（エネルギー）の質があまりよくない人でも、新たなエネルギーを身体に吸収することによって、だんだんと体質を改善していくことができます。これは、気功を続けていくうちに、自分と外部を分けている認識の壁を打ち破ることになるから、ともいえます。この壁を壊すにはそれなりに時間がかかりますが、練習を繰り返すことで達成することができます。

人間は宇宙、自然の一部です。外部と思っている世界も、実は、一体なのです。たとえば、大きな木という自然に、私たちという葉っぱがついているとします。隣の葉っぱと、私。隣の葉っぱは別のもの、と思っていますが、実は、大きな木に共にある葉っぱです。また、その大きな木の枝も幹も根っこも、実は一体です。自然の中の私たちというのは、そういったものであるのです。人類皆兄弟、とでもいうのでしょうか。大元は同じなのです。

そして、私たちの外部と自分を分け隔てていた意識の壁が崩れ去ったとき、そのほかの葉っぱや、枝や、幹や、根っことつながることができ、エネルギーの交流ができるようになっていきます。

そうなると、自分の気（エネルギー）は、葉っぱの中だけのものではなくて、葉っぱにつながる枝も幹も根っこも自分のエネルギーであるということになります。しいては、自分、個というものは幻想で、本当は個などというものは、存在などしないのではないか、という認識も出てくるでしょう。

そこに宇宙、自然との一体感が生まれます。この感覚が芽生えると、私たちの身体や心は、宇宙、自然と一体になっていきます。その一体感の度合いによって、エネルギー吸収もどんどん高まり、私たちは大きく変わっていくことができるのです。

気功は、一生かけて、追求していくに足る、否、一生かけても追求しきれないくらいの、心身変容の奥深い技術なのです。

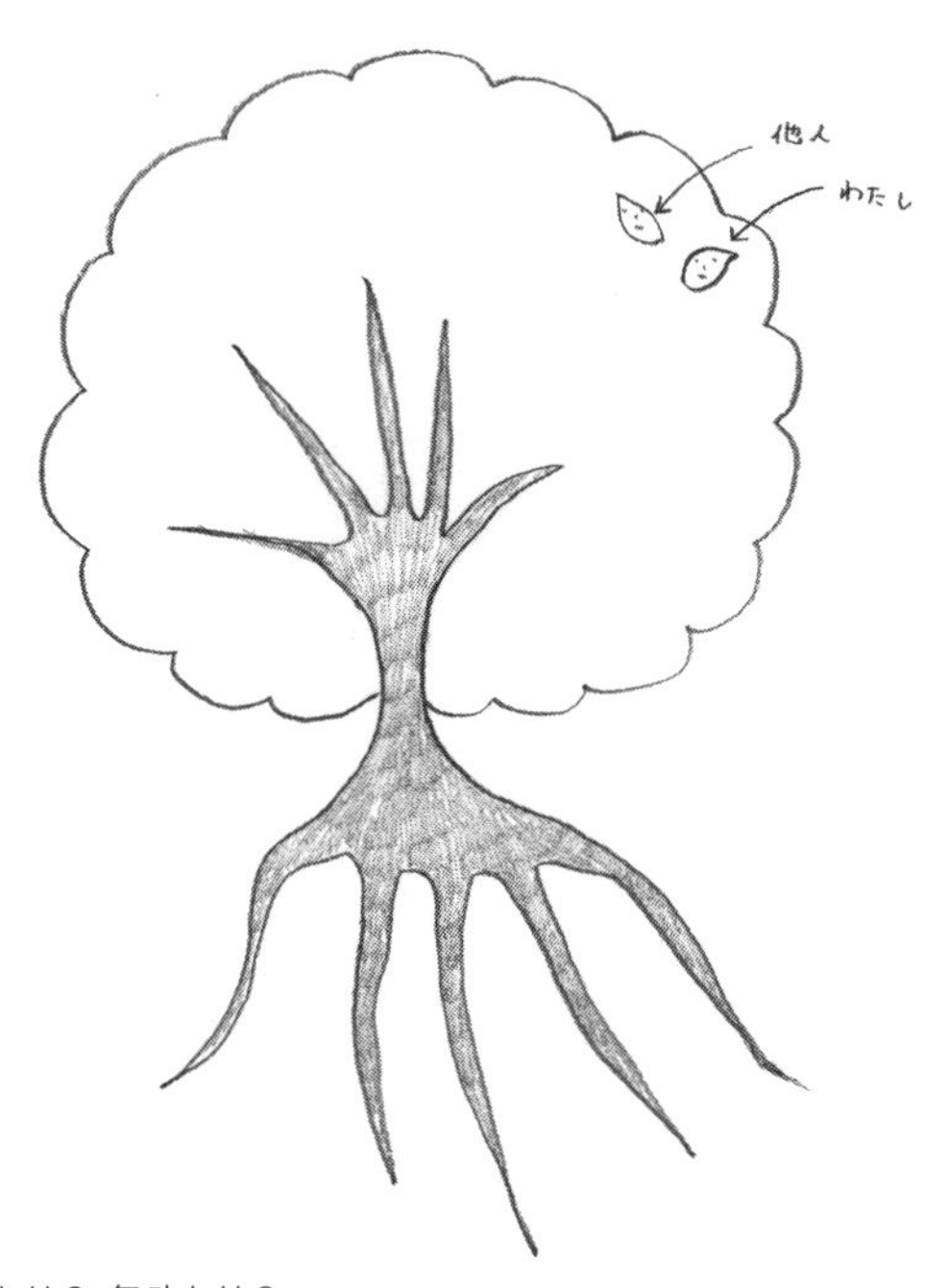

★☆★☆★☆

気功で変わる！

気功とは、生きるためのエネルギーである「気」を、意識や動作を使って吸収する技術です。より多くの気を取り入れて、質を高めていくことで、心身のバランスが整い、変わっていくことができます。自然との一体感を感じることが、気を深く吸収するための鍵です。

★☆★☆★☆

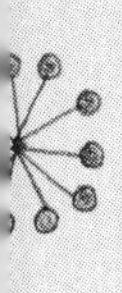
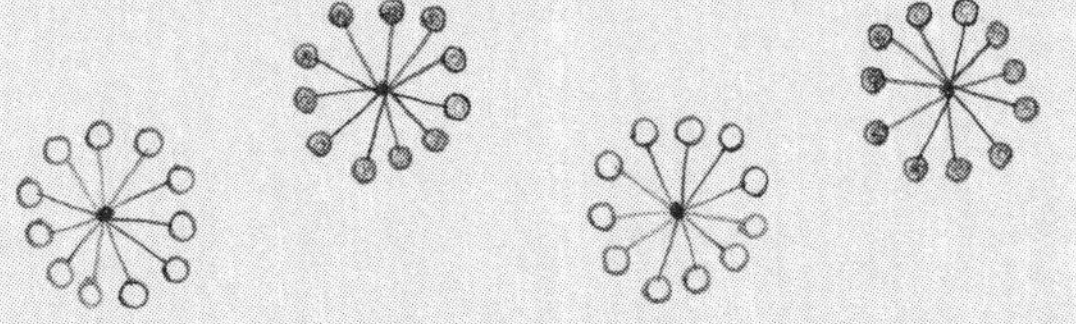
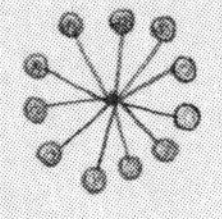
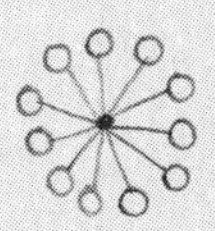
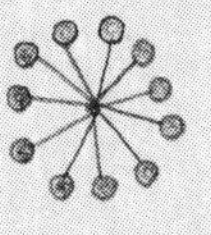
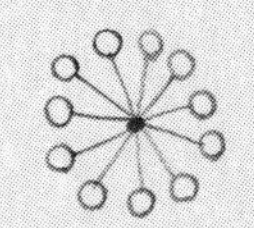

第1章

～現代人の弱点を克服～

下半身を強く柔らかに鍛える

下半身は強く、柔らかく

気功を続けると
誰でも下半身が鍛えられ、
血液が身体のすみずみまで
行き届き、
バランスのとれた柔軟な身体へと
変わります。

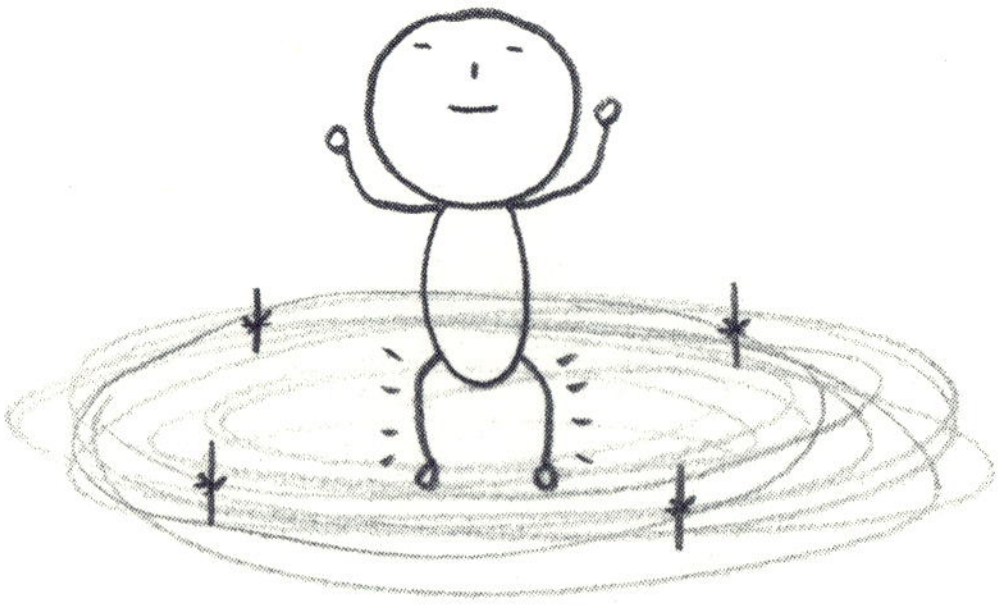

1．下半身の弱体化が進む現代人

足腰を鍛えなおすことの意味

現代人の弱点、それは、足腰の弱さです。これは誰が悪いわけでもなく、現代社会の便利さ、快適さのなかで日常生活を送っていれば、誰でもそうなるのです。

様々な電気製品の普及は、人々を労働から解放しました。

トイレは和式から洋式となり、毎日、腰を据えて座る必要がなくなりました。

水は水道をひねれば出ますから、井戸や川から汲んで運ぶ必要もありません。

外出のときは車で移動します。

エレベーターやエスカレーターが普及し、階段も上らなくてすみます。

買い物はインターネットで手軽にできるようになりました。

このような生活は、下半身を鍛える機会を減らし、私たちは便利さや快適さを享受する代償として、丈夫な足腰を手放したともいえるでしょう。科学や知恵を積み重ねてきた一方で、現代人の下半身は退化してきているのです。

私の気功講座では、大変長く立って行う「站椿功（たんとうこう）」（45ページ）が中心の気功法をお伝えしているのですが、30分間じっと立つことの大変さや、足がしびれたように痛くなることに、皆さん驚かれます。足がガクガク震えて立ち続けられず、途中で座る方もいます。

ほかならぬ私も、気功を習い始めた頃は、30分ほど立つと足がガクガクと震えて止まらず、どうしていいのか困ったものでした。足の裏が大変痛く、次の日は足全体が筋肉痛に。かなり健康と思える方でも、このようになる傾向があります。現代人はそのライフスタイルゆえに、足腰が弱っているのです。

足は「第2の心臓」ともいわれるほど重要な役割を担っています。その足を鍛えなおせば、血流量がアップし、心臓を助けて全身に新鮮な血液や気（エネルギー）を送り届けられるようになるのです。

★☆★☆★☆

気功で変わる！

便利な生活のなかで、現代人はどうしても足腰が弱りがちです。「站椿功」（ずっと立つ姿勢の気功）を続けることで、強く柔軟な足腰に変わり、全身に新鮮な血液・気（エネルギー）がゆ行き渡る身体になります。

★☆★☆★☆

2. 頭を酷使する現代人

頭を休ませて、身体に気を巡らせる

では、現代人がよく使うようになった部位はどこでしょうか?

それは、頭、脳です。

足腰を使って行動することが少なくなった一方で、より多くの情報や知識を得て、考えることに勤しむようになりました。さらに昨今のパソコンやスマートフォンなどの普及により、いつでもどこでも情報収集できるようになり、朝から晩まで休むことなく頭をはたらかせています。

脳はただでさえエネルギー消費量が多い臓器です。脳は体重のたった2%の重さしかないにもかかわらず、基礎代謝(人間が生きていくために消費するカロリー)

の2割近くを大脳が消費するといわれています。それをさらに酷使するのですから、膨大なエネルギーが頭にとられてしまい、身体にまわるエネルギーはおのずと減ることになります。足腰に行くべきであった気（エネルギー）を、私たちは、頭で消費し続けているともいえるでしょう。

若い人やエネルギーが十分にある人はそれでもよいのですが、私たちは自然現象として、年を重ねるごとに少しずつ身体が弱り、生命力（気、エネルギー）が減少していきます。

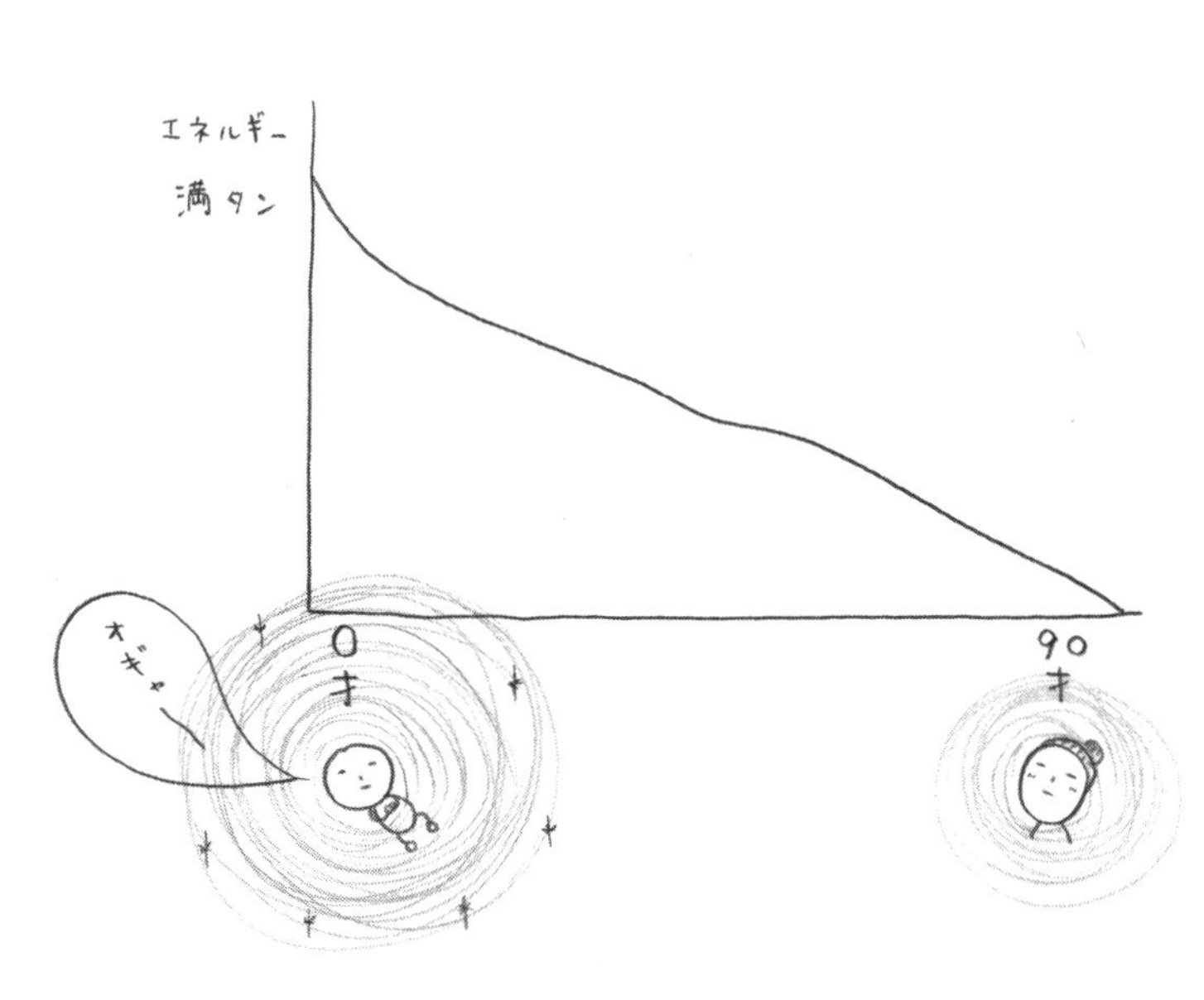

頭を酷使して、慢性的なエネルギー不足の状態が続いてしまうと、疲れがとれにくくなったり、あちこち痛くて元気がなくなったりします。あげくの果てに、自慢の頭までもエネルギー不足でぼんやりしてきます。思考停止してしまったり、逆に、興奮がおさまらず眠れなくなったりもします。

自分の身体を、部屋と家電にたとえて考えてみましょう。

エネルギーを大量に消費するスーパーコンピューター（脳）をはたらかせ続けていると、ほかの家電、エアコンや洗濯機、調理家電、冷蔵庫、掃除機などがうまく使えなくなってしまうでしょう。部屋は暑く、洗濯物はたまり、ご飯も炊けません。ストックした食べ物も腐っていきます。ほこりもたまります。

それと同様に、脳を使いすぎると、身体のほかの機能、腎臓や肝臓、胃腸などがうまくはたらかなくなってしまうのです。身体の中は滞り、自慢のスーパーコンピューター（脳）でさえ、バグやフリーズ、強制終了が続発します。

そんなときは、とにかくエネルギー食いのスーパーコンピューター（脳）を休ませることが大切です。するとほかの内蔵にもネルギーが巡り、うまくはたらくようになるのです。もちろん脳も快調になります。

頭の使いすぎは、気のアンバランスを生む原因になります。身体に気を巡らせるためには、頭を休ませることが大切です。

★ ☆ ★ ☆ ★ ☆

気功で変わる!

現代人は頭を使いすぎの傾向にあります。気功を習慣にし、頭を休めれば、自然に気(エネルギー)が身体のほうにも巡り、うまくはたらくようになります。脳も快調になります。使いすぎの頭を休ませることで、循環のよい身体へと変わっていくのです。

★ ☆ ★ ☆ ★ ☆

3．現代人の気の状態は、大変な頭でっかち

気の状態は正三角形が理想

　足腰を使う機会が減り続け、頭を酷使し続けた結果、私たちの気の状態は、頭は重く大きく、下半身は軽く小さく、という大変な頭でっかちの状態になっています。よくある宇宙人のイラストで、頭は大きく身体は小さく描かれているものがありますが、現代人の気はまさしくそのような状態です。

　このような傾向が顕著にみられるのは、デスクワークで頭脳を使うことが主なお仕事の方です。コンピュータープログラマー、ライター、評論家、学者、研究者、

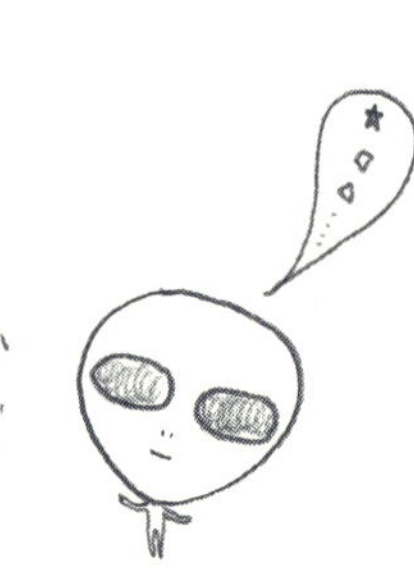

調べものが好きな方などです。こうした気の状態は身体にも現れます。足はか細く、けれども頭は大きく重くなっている方も見受けられます。

それでは、バランスのよい気の状態とはどういったものなのでしょうか？

それは、下半身がどっしりとしていて頭は軽い、正三角形のような形です。このような気の状態の人は、一緒にいると、心地よかったり、なぜか安心したりします。気功をすれば、どんなにアンバランスな気の状

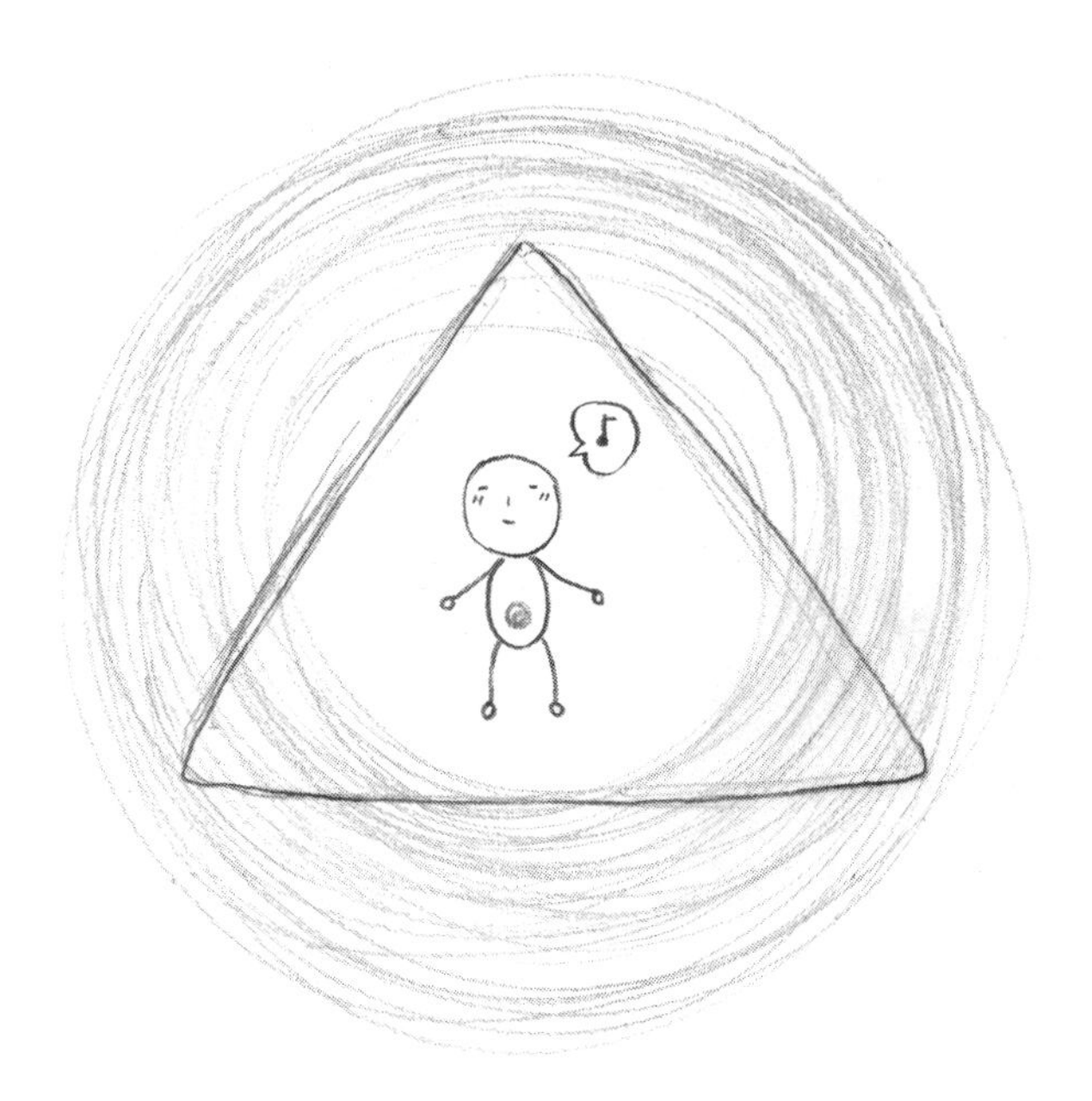

態の人も、自然とこのような正三角形になってきます。

そして頭脳にも十分な気（エネルギー）が流れ、再び頭脳明晰になり、新しいアイデアや自由な発想が生まれるようになります。さらに人によっては、気功を続けた結果、今が一番、頭のはたらきがよいというような状態にまでなります。

★ ☆ ★ ☆ ★ ☆

気功で変わる！

頭が大きく重く、下半身が軽く薄くなってしまった気（エネルギー）のバランスも、気功を習慣にすることで自然にバランスのとれた美しい形へと変わります。すると、身体と頭のバランスもとれ、頭脳も明晰になります。

★ ☆ ★ ☆ ★ ☆

4. 立ち続ける站椿功（たんとうこう）は、下半身を鍛える最高の技術

站椿功の健康効果

気功は5千年以上もの歴史があります。健康でイキイキと人生を送るための知恵と技術の結晶、集大成です。

気功にも様々な流派があり、気功法も星の数ほどあります。なかでも王道ともいえるのが、「站椿功」という、ずっと立ち続ける気功法です。この気功は、大変退屈ですから、敬遠されがちです。カピバラのように、ただ、じっとたたずんでいるだけなので、私は公園でこの站椿功をしていたら、高齢の女性に「あの～、お人形さんですか？　それとも人間？」と聞かれたことがあるくらいです。

けれども站椿功をしている間、実は、身体の中はダイナミックに変動しています。血流が3倍速くなるのです。流れのゆるやかな川は、大きな石などがあっても動かせませんが、流れが速ければ、大きな石を転がして動かすことができます。そのように、血流がよくなると老廃物が流され、血管の中がどんどんきれいになります。そして、血流の刺激で、硬かった血管が中から柔軟になっていきます。

さらに、静かにたたずむだけという姿勢を続けることで、下半身のインナーマッスルが鍛えられるという効果があります。すると全身の代謝や血流がよくなり、脳までも活性化します。インナーマッスルを鍛える効果については、認知症がよくなったとの実験結果もあるようです。

私のところの講座に参加される方も、高血圧がよくなった、肩こりが緩和されたなど、血流の悪さや血管の硬さが原因と思われる症状の改善がよく見られます。

また、女性に多いのですが、いかり肩が美しくなだらかな肩になったり、デコルテがすっきりきれいになることもあります。站椿功により、血管が柔軟になって、肩まわりの血流がよくなり、筋肉が柔軟になった結果です。インナーマッスルが鍛えられることから、身体の無理な力が抜けて姿勢もよくなります。

するとと当然、脳の血管も柔軟になり、血流アップ、アイデアやひらめきがどんどんやってきます。


1年ほど気功を続けた方の足を触ると、まるで赤ちゃんのように柔らかになっています。この柔らかさが、気功的な強さです。

一般的には、硬いことが強いように考えてしまいがちですが、硬いものは、もっと硬いものとぶつかると、簡単に壊れてしまいます。けれども柔らかければ、衝撃を柔軟に吸収し、壊れることがありません。硬いものは、寿命が短く壊れやすいけれども、柔らかいものは寿命が長く長持ちする、と気功では考えるのです。

5千年以上前から行われている気功の健康効果は、これから現代医学でも研究が進むにつれて、証明されていくことと思います。

★ ☆ ★ ☆ ★ ☆

気功で変わる！

站椿功をすれば、血流アップ。続けることで下半身のインナーマッスルが鍛えられ、全身に血液が行き渡り、気（エネルギー）がすみずみまで届きます。すると、柔らかで長持ちのする、バランスのとれた本当の強い身体へと変わります。

★ ☆ ★ ☆ ★ ☆

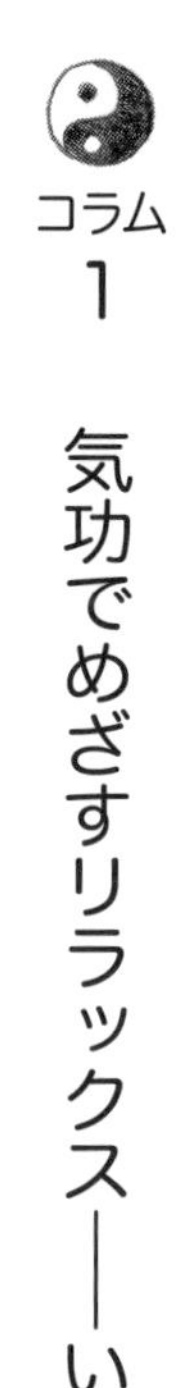

コラム 1

気功でめざすリラックス――いつでも平常心

気功の練習中は放松（ファンソン）の状態、つまり余計な力を抜いてリラックスすることが大切とされます。

けれども站椿功（たんとうこう）で長く立ってみると、リラックスとはほど遠く、足が痛い、腕が痛い、肩が痛い、何だかあちこち凝ってきた〜、リラックスなんて無茶だ〜などと感じるかもしれません。

しかし、落ち込んだり、がっかりしたりする必要はまったくありません。これはリラックスする状態に至るための練習なのです。

痛くなったところは、もともと弱いところです。気功を続けて、毎回少しずつ、軽い痛み、しびれなどを感じ続けると、そのストレスに対して身体が対処しきれていないことを脳が認識します。

そして、「その弱い箇所を強くせよ！」という指令を下します。すると、身体の中がダイナミックに動き始めるのです。弱い細胞は淘汰されて、より強い細胞が生き残ったり、そのストレスに強い細胞が生まれたりします。

これは、人間が誰でも持っている生体としての適応能力です。気功はその能力を上手に使った身体の機能向上の技術なのです。

強い細胞が分裂をくり返し

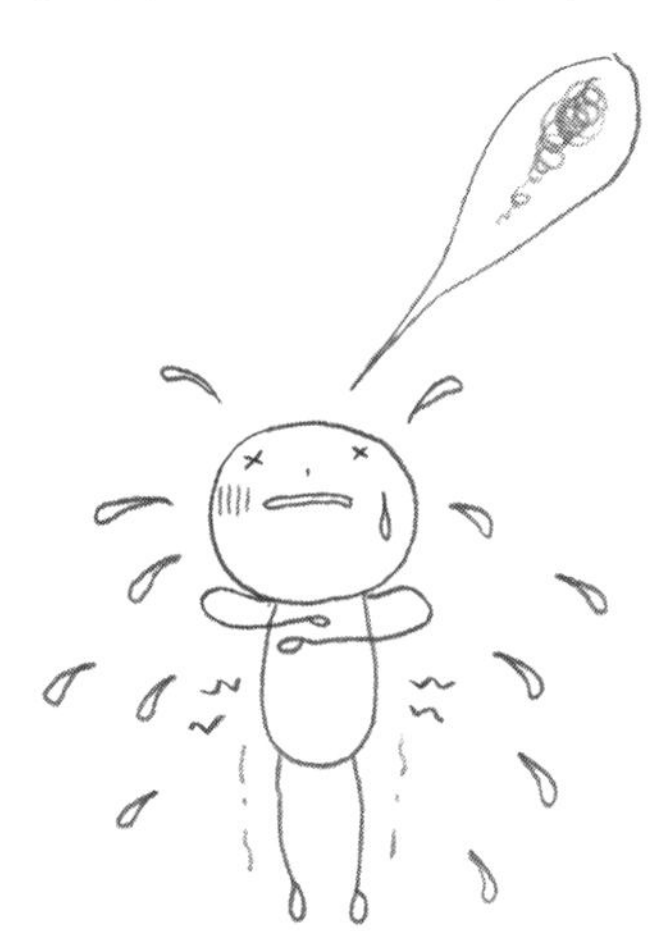

て増えてくると、前と同じストレスがかかっても大丈夫になります。そこではじめてリラックスできるようになってきます。なので、最初の時点であきらめてしまうのはもったいないのです。

よい環境でリラックスすることは、誰でもできます。空気のきれいな静かなところで、美味しいものを食べて、温泉につかって、ゆったりと過ごしていれば、楽しくリラックスできます。

気功がめざすリラックスはそれとは違います。普通の人が到底リラックスできないような極限の状態であっても、力まず、緊張せず、平常心で対処できるようなリラックスをめざします。

気功を始めた最初の頃は、リラックスなどできなくてもよいのです。あちこち痛かったりすることは、想定の範囲内です。とにかく気功の練習を、テレビを見ながらでも、どんどん回数をこなしてください。足の痛さなど忘れてしまうような楽しいテレビに没頭して、気功を続けてみてください。自然と強い細胞が生まれて、増えて、身体は柔軟に、強くなり、健康になります。強い細胞に満ちた健康な身体を持っていれば、今までと同じストレス環境であっても、受けるストレスは緩和されます。ストレスで受けたダメージを回復させるスピードも変わります。

長く立っていることが気持ちよくなってきたら、それはとてもよい兆候です。長く立つという極限ともいえる状態でリラックスできる身体を持っていれば、ストレス社会のなかで楽に生きる力がついたといえます。そうすれば、布団に入ってリラックスすることなど簡単です。不眠症ともさよならできます。

何をするにも下手に力まず、最小限の力でできるようになれば、消費されるエネルギーは最小限。さらに上手になれば、エネルギーを吸収しながら仕事することさえできますから、疲れ知らずです。元気に仕事をし続けることができるようになります。

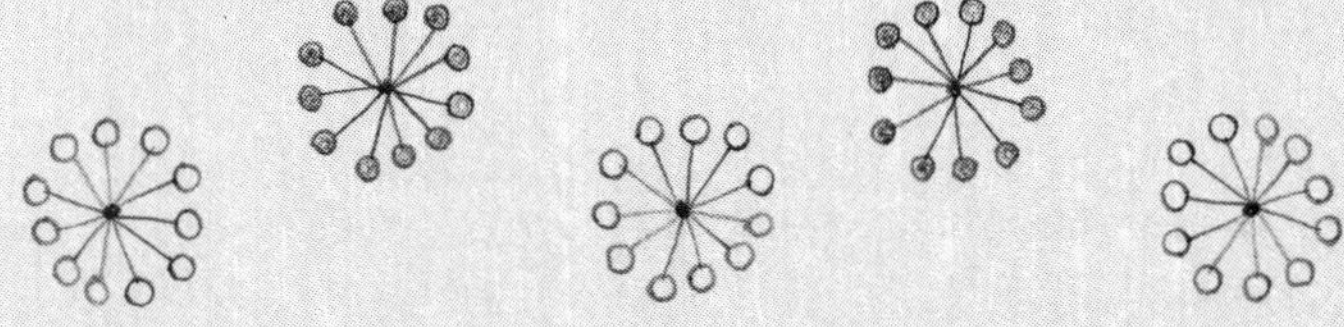
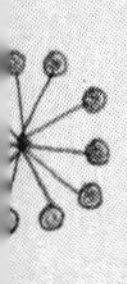
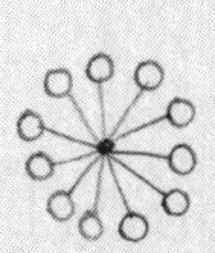
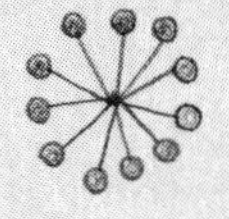
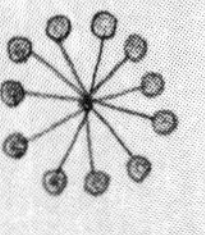
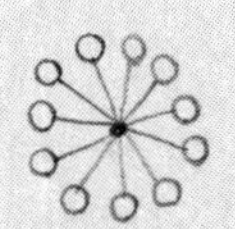

第2章

〜気の不足がすべての病の原因〜

全身に気を満たそう

気はすべての病の万能薬

現代人は慢性的に
気の不足、気の赤字状態です。
けれども気功を続けることで
気の赤字を抜け出し、
黒字にすることができます。
すべての病気の原因は、
気の不足です。
気は、すべての病に効く万能薬といえます。

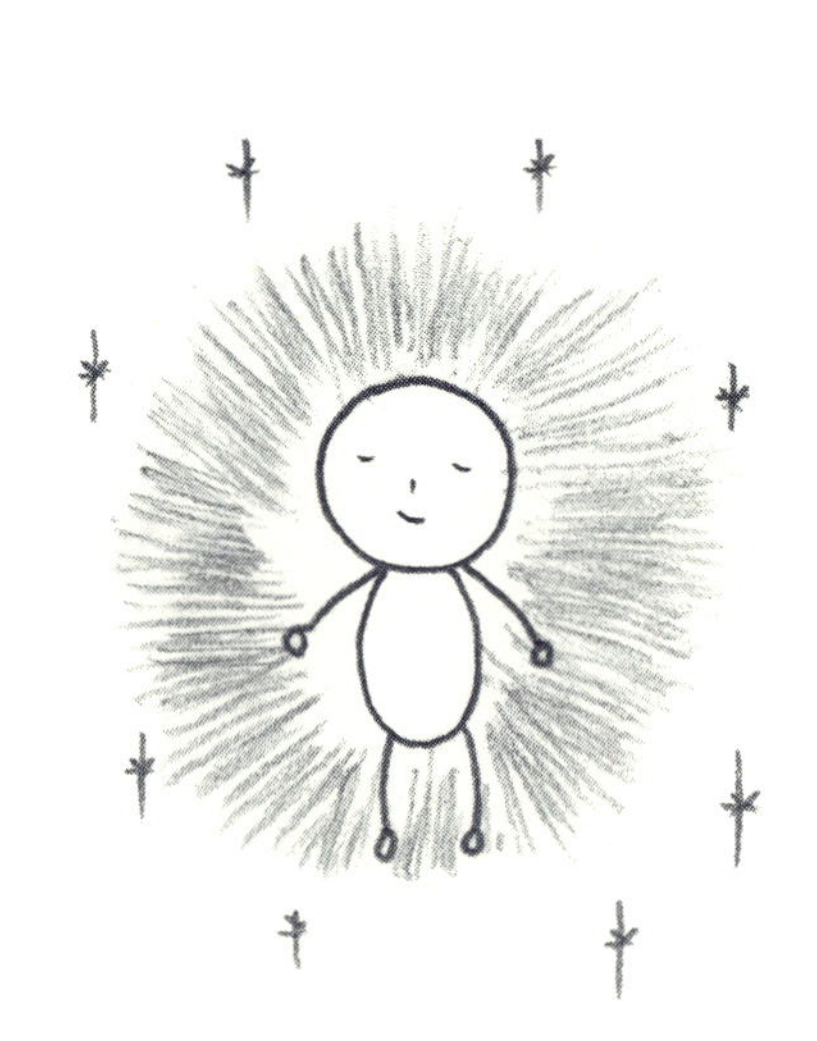

1．慢性的に気の赤字状態が続く現代人

気功は未病に対処するのが得意

現代社会は、めまぐるしく、大変忙しく、休息が不足しがちです。家事や仕事が忙しく、睡眠や食事もままならず、いつも時間がない、ストレスが重くのしかかる。そのような生活を当たり前のように繰り返しています。

赤ちゃんの頃は、元気に溢れ、気（生命力）はたっぷりとありました。たくさん遊んで、すやすや眠って、思い切り笑って、お腹が空いたらたくさん食べて、疲れたらまた眠って…気は黒字で、生命力に溢れていました。

けれども大人になるにつれ、めまぐるしい社会のなかで生活するうちに、エネ

ルギーが少しずつ不足し、いつしか赤字状態になってしまいます。子どもたちもまた、大人社会の影響を受け、受験勉強などでストレスにさらされ、気の赤字状態になっています。

イライラしたり、すぐに疲れてしまったり、やる気がしなかったり。また、頭がぼんやりしたり、人が怖くなったり。朝起きると大変に疲れていたり…。こうした症状は、はっきりとした病名がつかず、原因不明、自律神経失調症、ストレスでしょう、とお医者さまも処理してしまいがち

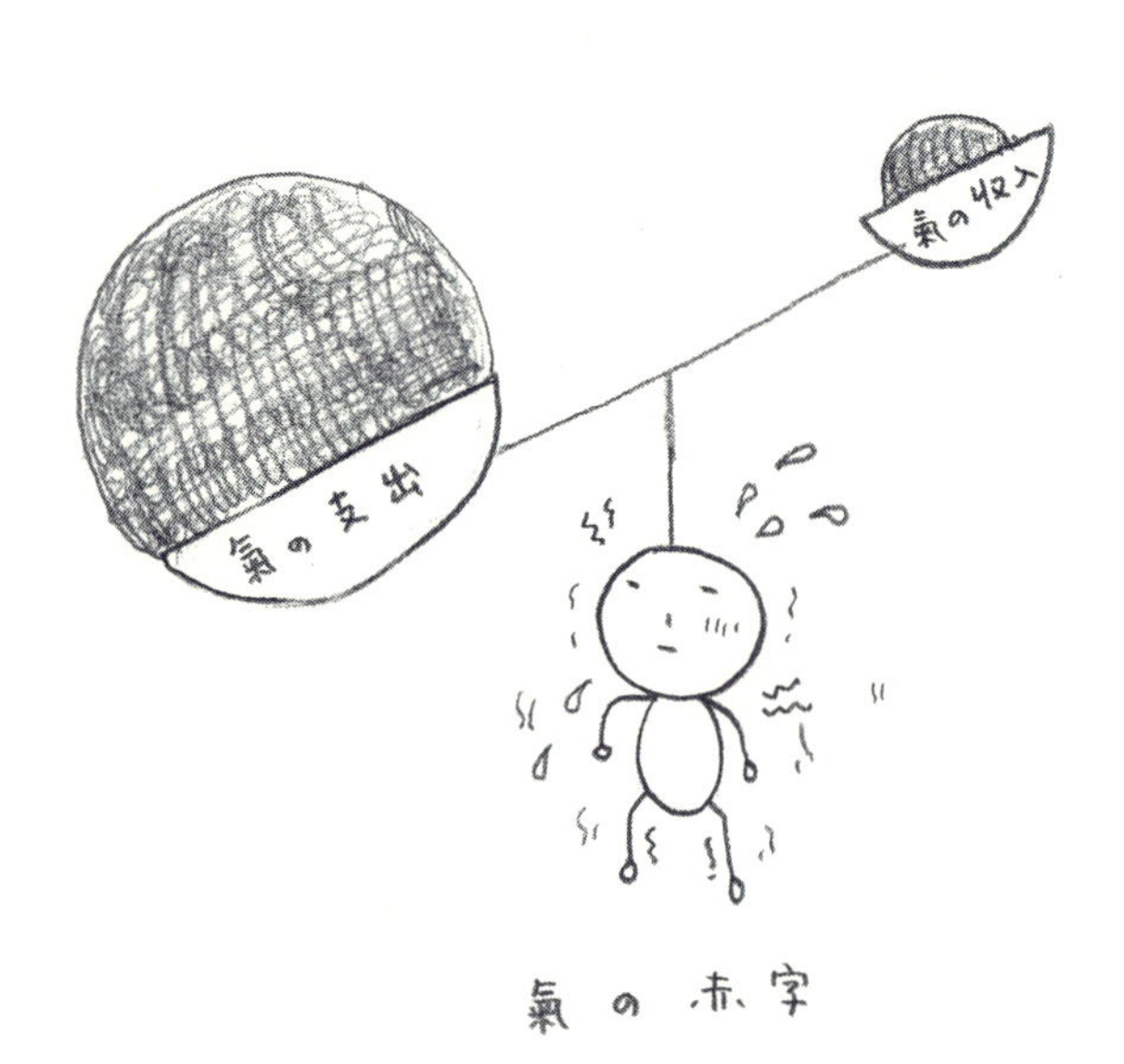

氣の赤字

です。西洋医学ではなかなか解決策が見つかりません。

東洋医学ではこうした症状を「未病」（病気に向かっている状態）といいます。気功は、このような病気になる前の状態に対処することが大変得意です。症状を引き起こす気の不足を解消し、気を全身に満たしていきます。病気になる前ですから、改善までの時間はそれほどかからないでしょう。

気功を習慣的に行うことで、子どもの頃のように全身に気が満ちるようになり、いつのまにか不快な症状は消えていきます。

★ ☆ ★ ☆ ★ ☆

気功で変わる！

めまぐるしい社会のなかで生活するうちに、元気に生きるためのエネルギーは少しずつ不足し、いつしか気は赤字状態になります。「未病」の症状が出ていても、気功をすることで、子どもの頃のように全身に気が満ちるようになります。

★ ☆ ★ ☆ ★ ☆

2．さらなる気の不足が、病気の状態を引き起こす

病気を治すのは自らの生命力（気、エネルギー）

肩こり、腰痛、頭痛、よく眠れないなど、日々感じている慢性的な不調。原因がわからないまま気の赤字をもたらすような生活を続けていると、さらに気の赤字は進んでしまいます。

そして、とうとう身体が我慢できなくなると、病院の検査で異常が出るなど、はっきりとわかるような形で悲鳴を上げます。それが病気です。病気という形で現れた時点では、気の赤字は相当進んでいます。

病気は自分の身体の中で一番弱いところに出ることが多いです。今まで慢性的

に調子がよくなかったところ、たとえば呼吸器、消化器、循環器などです。よほど健康に恵まれているごく少数の方以外は、遺伝的に、生まれつき弱いところがあるものです。そこは気の通り道が細かったり、先祖代々の生活習慣や考え方などの結果、気が不足しがちな場所であるといえます。

病気になって喜ぶ人はいませんが、日頃の生活習慣の誤りや自分の生き方の誤りを知らせてくれる、ありがたいものと考えることもできます。

私たちは病気になると、普通はゆっくり休んで、必要ならば薬を飲んで、病気を治します。症状によっては、入院や手術をします。ただし薬や手術は、病気を治すための手助けにすぎません。自らの身体を本当の意味で治すのは、自らの生命力（気、エネルギー）です。たとえば、大きな手術をして悪いところを摘出して縫合したとしても、自らの自然治癒力で傷口がふさがらなければ、傷はぱっくり開いたままです。

お年寄りが手術をすると、傷口が長い間ふさがらなくて困ることがあります。それは、年齢を重ねることで、生命力（気、エネルギー）が不足しているからです。また、抗生剤でどんなに細菌をやっつけても、自らの細菌に対する抵抗力が発揮されなければ、抗生剤を投与し続けなくてはなりません。お年寄りが抗生剤を使ってもなかなか感染症がよくならないのも、生命力（気、エネルギー）の不足です。

薬を飲むにしても、手術を受けるにしても、病気を治癒させるうえで大切なのは、何といっても自分の生命力（気、エネルギー）なのです。誰にでもありますから、ありがたさを忘れてしまいがちですが、とても大切な力です。

薬や手術だけでは、自分の気（エネルギー）は高まりません。身体をゆっくり休めること、頭も心もリラックスすること、それが自分の生命力を回復させるための大切な鍵となります。

そして徐々に元気になってきたら、気功の練習がとても有効です。病気がいつまでも治りきらない、グズグズとしてはっきりしない、そんなふうに感じたときも、無理のない程度に気功を取り入れてみます。続けていけば、生命力（気、エネルギー）が十分に満たされ、気は赤字から黒字に転じます。今までで一番元気という状態にまでなることもできます。

ただ治すだけではなく、生命力を最大限に引き出すことができる、それが気功の楽しみでもあるのです。

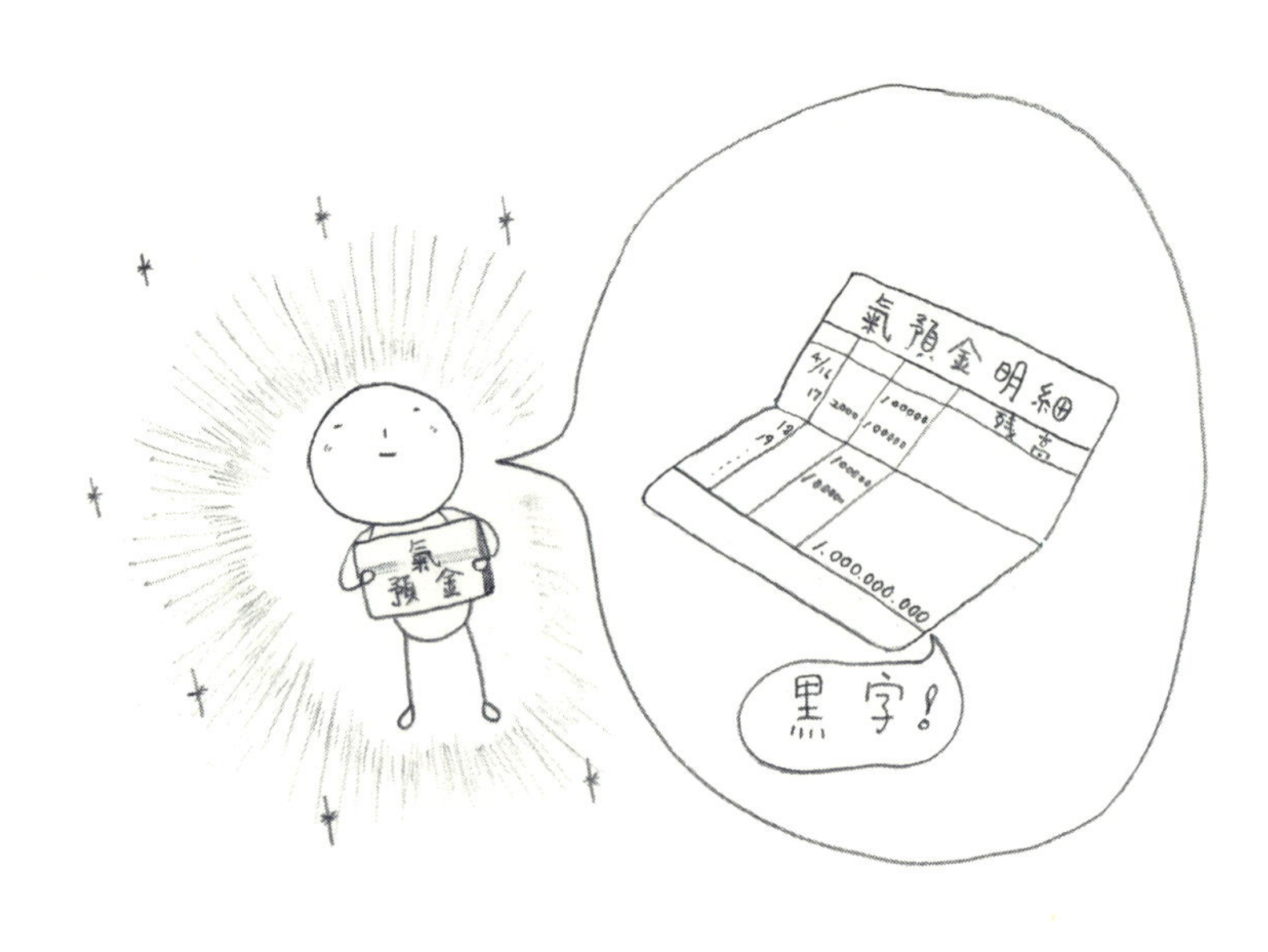

★ ☆ ★ ☆ ★ ☆

気功で変わる！

病気は、気の赤字が進んだ状態です。気功をして全身に気が満ちてくると、気は赤字から黒字に転じ、前よりもっと元気になることができます。気功は、ただ治すだけでなく、生命力を最大限に引き出すことができるのです。

★ ☆ ★ ☆ ★ ☆

3．鬱などの精神的な症状も、気の不足が原因

気はすべての病の万能薬

鬱やパニック障害、躁鬱病など、精神的な疾患は、現代社会ではありふれた病気になっています。西洋医学で薬を処方されても一時的な改善にとどまり、根本的な解決とはならず、なかなか改善しにくい病気です。

このような精神的な疾患も、気功ではやはり、気の不足が原因と考えます。気はすべての病の万能薬といえるでしょう。

精神は目には見えません。目に見える病気を治すことが得意な西洋医学では苦手なところかもしれないのですが、気功では、鬱なども気という観点から、ほか

の病気と同じようにシンプルにとらえます。

では、鬱などの疾患は、いったい身体のどの部分に、気（エネルギー）の不足が起きているのでしょうか？

それは、脳の気（エネルギー）不足です。

これはストレスが脳を圧迫している状態と考えられます。ストレスがあるのにリラックスできる人はあまりいないと思います。ストレスがかかると、全身の血管や神経が緊張し、血液がうまく流れず、細胞全体が栄養失調になります。顔色も優れず、疲れがとれないような状態です。もちろん、脳にも十分な栄養分が行き渡りません。

新陳代謝が悪くなった脳は、はたらきが悪くなり、ぼんやりしたり、何も思いつかなかったりします。鬱々とした気が脳に満ちて、新しい気が入らなくなっているのです。循環がありません。結果、鬱をはじめとするような症状が現れます。

鬱になって、胸をはって自信満々に生きている人はあまりいません。背中は丸くなり、首は前に出て、自信なさそうな様子になります。背骨や骨盤はゆがみ、神経や血管も圧迫されます。身体の凝りもひどく、ますます脳にエネルギーが流れにくくなります。鬱々とした気がぐるぐる渦巻いている、または、全身に重くどんよりとした気がまとわりついている、そんな状態になります。

その気がさらにどんどんよりとした気を呼び込み、どんどん鬱々は大きくなってしまいます。いつしかそれが自分だと思うようになります。それ以外の自分は考えられなくなっていきます。けれども、まだ気功の練習をするだけの元気が一筋でも残っていれば、ラッキーです。そのどんよりとした状態は本来の自分ではありません。

鬱は、ただの脳の気の不足なのです。気功を続け、すべての病の万能薬ともいえる気を吸収していくことで、全身の血管や神経が柔軟になっていきます。脳の中にも血液が十分に流れ、光が差すように楽になっていきます。その一筋の光は、鬱々とした気をどんどん追い出し、いつしか本来の輝きを取り戻します。

気功を続けて症状が改善すれば、それが自信になり、自分の力、自然治癒力、精神力を信頼できるようになります。その自信は、これからの人生を楽しむ大きな力となります。

★☆★☆★☆

気功で変わる!

鬱などの精神疾患は、脳の気の不足が原因です。ほかの病気と同様、すべての病の万能薬といえる気を吸収することで解消されていきます。するとそれが自信になり、自分の力を信頼できるようになります。それは人生を楽しむ力となります。

★☆★☆★☆

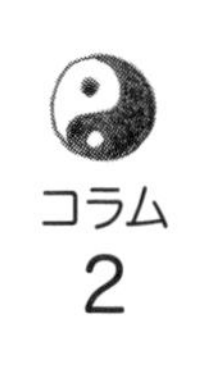

コラム 2

気功で目覚める食事感覚

気功を始めると、食事も健康的にと考えるようになる方が多いようです。私たちの身体が食べたものからできていることは事実ですから、身体によいものを食べたほうがよいのは確かです。肉より野菜、白米より玄米、陰陽を考えた食事など、いろいろな情報がありますが、それらがすべての方にあてはまるとはいえません。性別や年齢、体力、体質、生活環境など、人によって身体の状態も必要な栄養も異なります。

ですから、ごく普通の家庭料理を、美味しく楽しく食べることができていれば、それで十分です。3食ともファストフード、コンビニのお弁当、カップラーメンなどという場合はさすがに気をつけたほうがよいですが、そうでなければ大丈夫です。

初心者にとって、気功は新しい生活習慣です。毎日30分ほど続けるだけでも、忙しい現代人には大変です。そのうえ、気功は大変に体力を使います。気功を続けていくと、身体がどんどん更新されていくため、そのエネルギーを補給するのに無理に食事を制限すると、更新のペースが遅くなってしまうことがあります。

気功だけでも変化が大きいうえに、食事も変えるとなると大変で

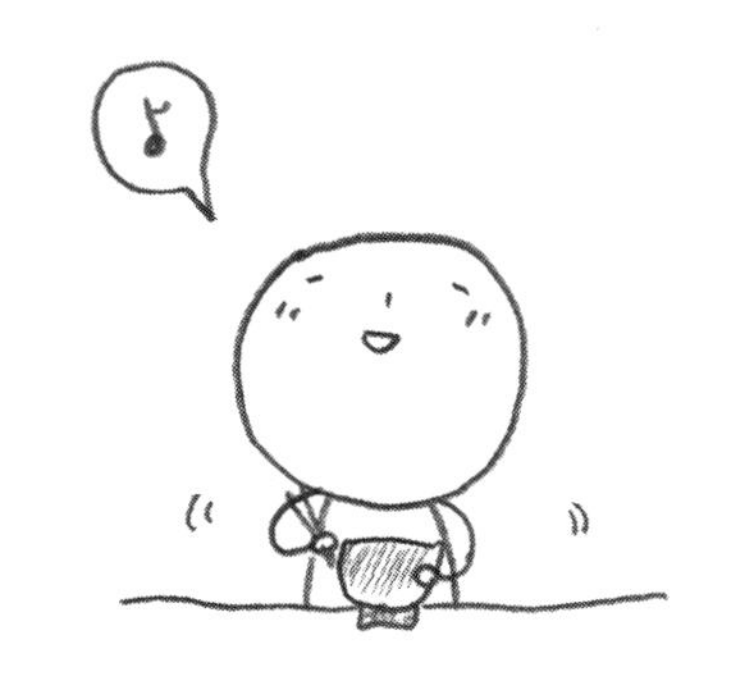

す。変化は少しずつ取り入れるのが、上手に変わるためのコツでもあります。

実は、気功を続けて身体が自然な状態に近づくにつれて、自分にとってよくない食べ物や必要でない食べ物は、だんだんと食べたいと思わなくなってきます。身体の感受性が素直になってきて、食べるとすぐに具合が悪くなるなどして、「もうやめよう」と自然に思えるようになります。そうなると、頭で考えて我慢したり、カロリー計算をして無理に制限したりする必要はなくなります。

その日の体調や使った体力、季節、気候によっても、必要な食事・栄養は違います。今、自分に必要な食べ物を、知識や考えからではなく、自然な感覚で選ぶことができれば、本当の意味で身体にとって美味しい食事になります。気功で目覚めた食事感覚は、一生健康を保つうえでの宝物になります。

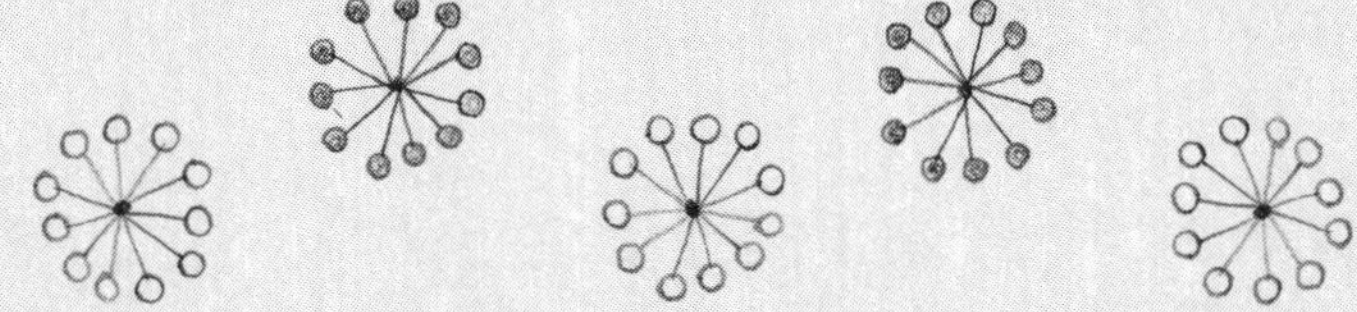
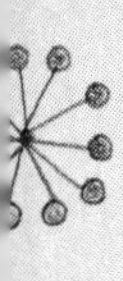
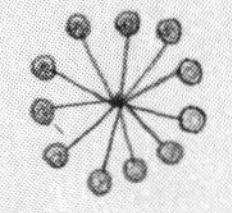
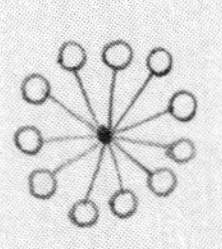
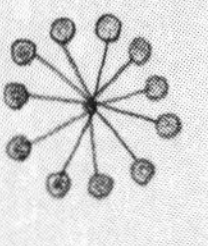
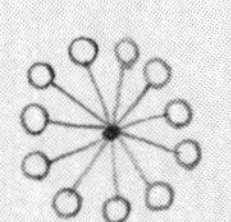

第３章

～自分をいいエネルギーでいっぱいに～

站椿功（たんとうこう）でプラスのスパイラルに変わる！

站椿功（たんとうこう）

站椿功の型は、
人生にプラスにはたらく
気（エネルギー）を集めます。
それが心や身体に浸透し、
自然とよいエネルギーが
集まるようになります。
これが、プラスのスパイラルへと
変わる秘密です。

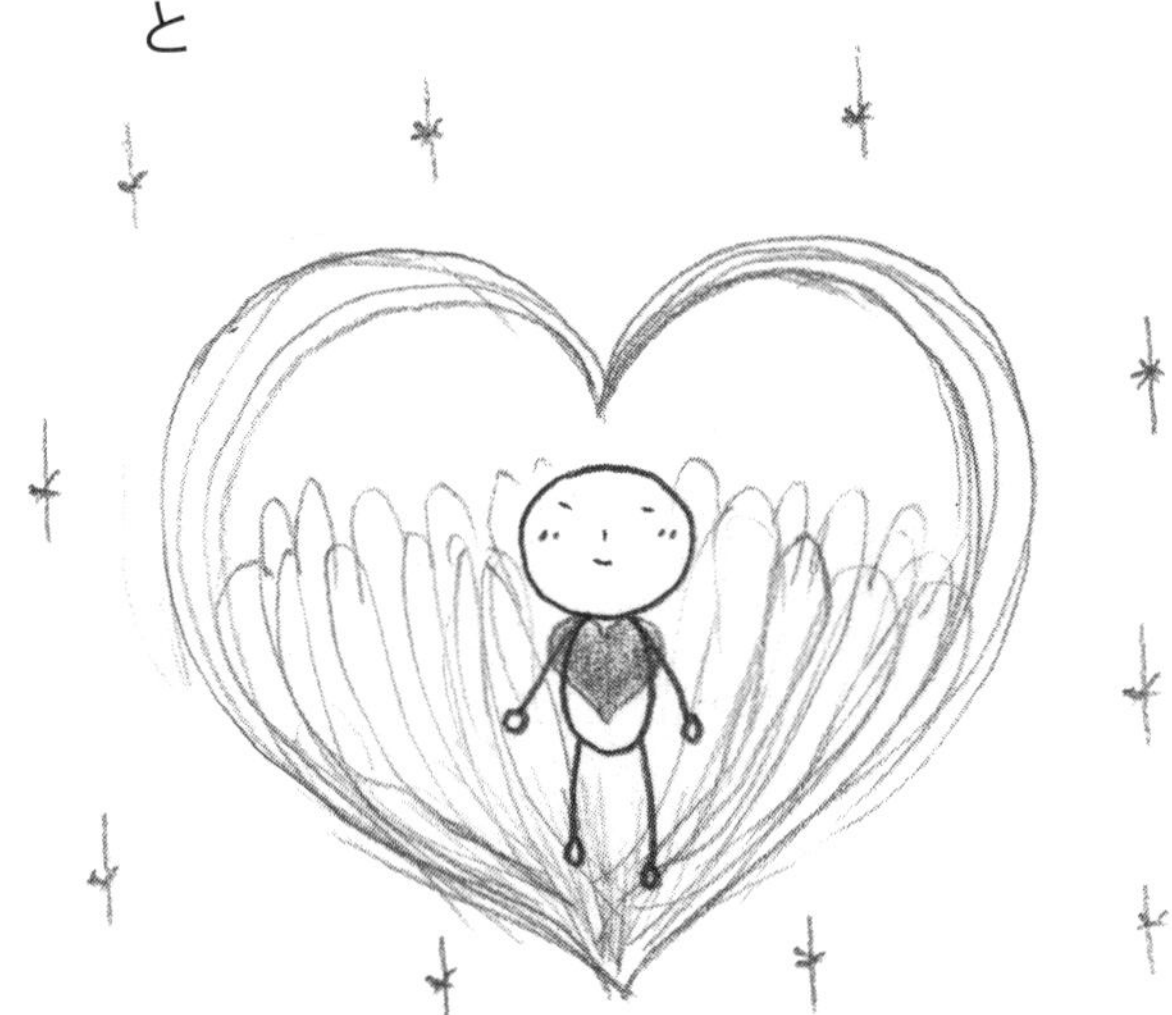

1．気の周波数とは？

気の周波数はテーマ曲のようなもの

気にはいろいろな種類があります。温かい気、冷たい気、明るい気、暗い気、楽しい気、どんよりした気。その違いはつまり、気の振動、周波数の違いであるといえます。

たとえば、楽器の音には周波数の違いがあって、明るい音のする楽器、何だか悲しげな音のする楽器があります。気にもやはりそのような振動、周波数の違いがあると、私は気功療法をしながら日々感じています。気の微細な周波数のなかには、言葉で表現しきれないたくさんの情報を含んでいます。

健康には健康の気の周波数があり、健康な気の情報がそこに含まれています。

病気には病気の気の周波数があり、病気の気の情報がそこに含まれています。

イキイキした人には、イキイキとした気の周波数があり、生命力溢れる気の情報が含まれています。

人生がうまくいかない人には、うまくいかない気の周波数がまとわりついていて、うまくいかない気の情報が含まれています。

もう少しわかりやすくご説明しましょう。気は見えませんし、音も聞こえません。けれどもドラマなどを見ていると、その主人公が出演するときのテーマ曲が流れることがあります。元気な主人公のテーマ曲は元気な曲。かわいい主人公のテーマ曲はかわいい曲。かっこいい主人公のテーマ曲はかっこいい曲。悲しげな主人公のテーマ曲は悲しげな曲。

気もそんな感じと思っていただければと思います。それぞれの気に合ったテーマ曲を奏でているような感じです。

健康な気（エネルギー）は健康なテーマ曲。元気な曲。

病気の気（エネルギー）は病気のテーマ曲。ちょっと暗い感じの曲。

イキイキとした気（エネルギー）は、イキイキとしたテーマ曲。元気が出てくるような曲。

うまくいかない気（エネルギー）は、不協和音の多いぎくしゃくした不安な曲。


もし人生がうまくいかないなあ、と思っているなら、うまくいかない曲を奏でてしまっているのかもしれ

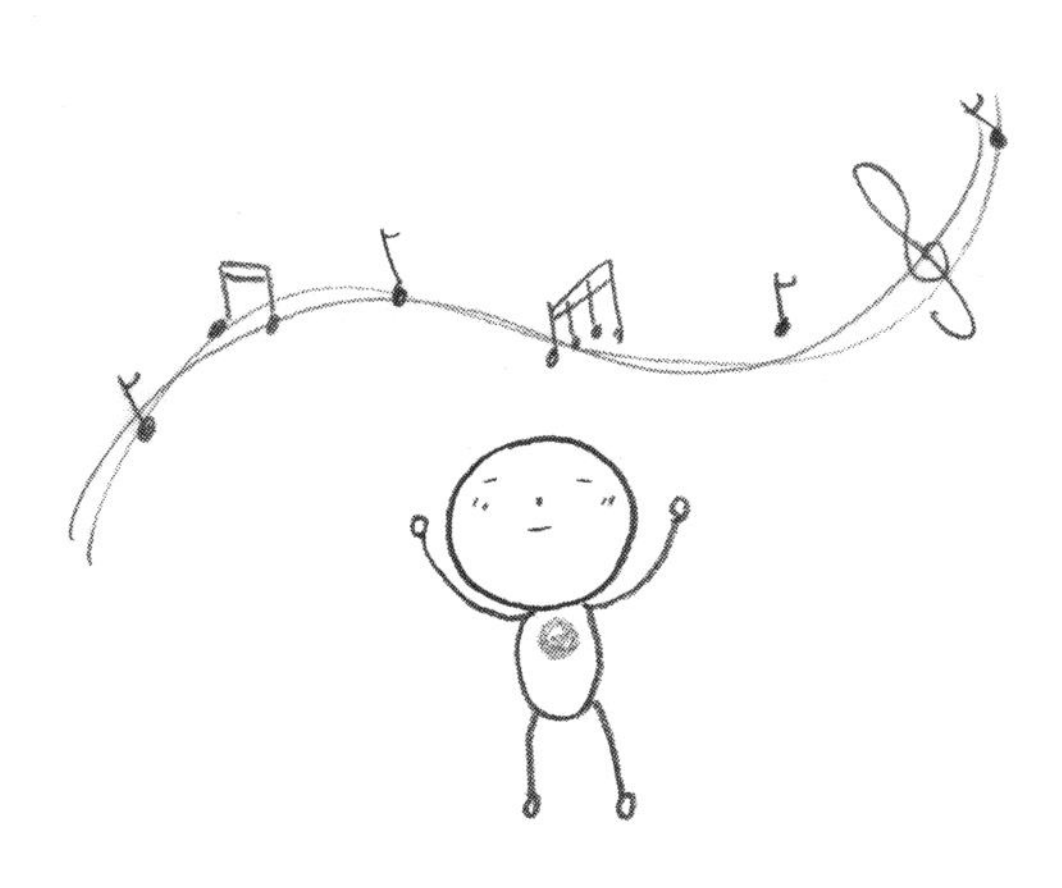

ません。病気が治らないなあ、と思っているなら、病気が治らない曲を奏でてしまっているのかもしれません。

さらに、気には「同じような周波数の気を集める」という、仲間集めの習性があります。ミュージシャンが音楽を奏でていると、その音楽に共感する人、ファンがたくさん集まってくるような感じです。

健康なテーマ曲を奏でていると健康な気（エネルギー）を集めます。

病気のテーマ曲を奏でていると、病気の気（エネルギー）を集めます。

イキイキとしたテーマ曲を奏でていると、イキイキとした気（エネルギー）を集めます。

うまくいかない不協和音の多いぎくしゃくしたテーマ曲を奏でていると、うまくいかない気（エネルギー）を集めます。

今もし不本意な音楽を奏でてしまっていて、「健康や人生に不満がある、集まってくる人やエネルギーが気に入らない、変えたい！」と思っているならば、気功という技術は最適です。その状況を変える力が気功にはあります。たとえ今どんな曲を奏でていようとも、気功をすれば、プラスの気（エネルギー）を集めて吸収し、自分のテーマ曲を変えてくことができます。

すべてが完璧な人などこの世界には存在しません。人生うまくいっていると思う人でも、不足しているエネルギーを補うことで、さらなる飛躍を望めます。この場合は、幸せの交響曲の完成度を高める感じでしょうか。

気功をやって、自分の心身にプラスにはたらく周波数の気が増えれば増えるほど、大きくなれば大きくなるほど、その明るい曲は広範囲まで届くようになります。そして今度は、よりよい気を自然と集めるようになり、健康状態も人生も、プラスのスパイラルに入っていくのです。

☆★☆★☆★

気功で変わる！

気には周波数があります。それぞれの気がテーマ曲を奏でているような感じです。気功を続けることで、プラスにはたらくよい気（エネルギー）を集め、増やしていくと、自分の気の周波数がよい方向に変わり、健康、幸せのテーマ曲へと変わっていきます。

☆★☆★☆★

2. 気功の型で身体が優秀な気のアンテナに

站椿功(たんとうこう)の大切な秘密

いったい誰がこの気功の型を考えだしたのか、私はいつも不思議に思うとともに、本当にありがたく思います。

私は講座で「站椿功」をお伝えしているのですが、たくさんある気功教室でも、「站椿功」というと、ちょっと「うえ〜っ」という反応ではないかと思います。なぜかというと、それはほとんど立っているだけの、大変退屈ともいえる気功だからです。普通は、ほかの動功のあとに5〜15分ほどするくらいではないかと思いますが、私がお伝えしている気功では30分ほど立ってもらうことになります。

私がなぜそれをお伝えしているかというと、「站樁功」は、気を集める量と効率が、驚くほどすばらしいからなのです。忙しい現代人が少ない時間で効率よく変わっていくのに、とても都合がよいのです。

気功の型は、特定の気を集める形になっています。同じポーズでじっとしていることで、身体が特定の周波数の気を集めるアンテナになるのです。これが站樁功の大切な秘密です。

たとえば、1段は、肺と大腸によ

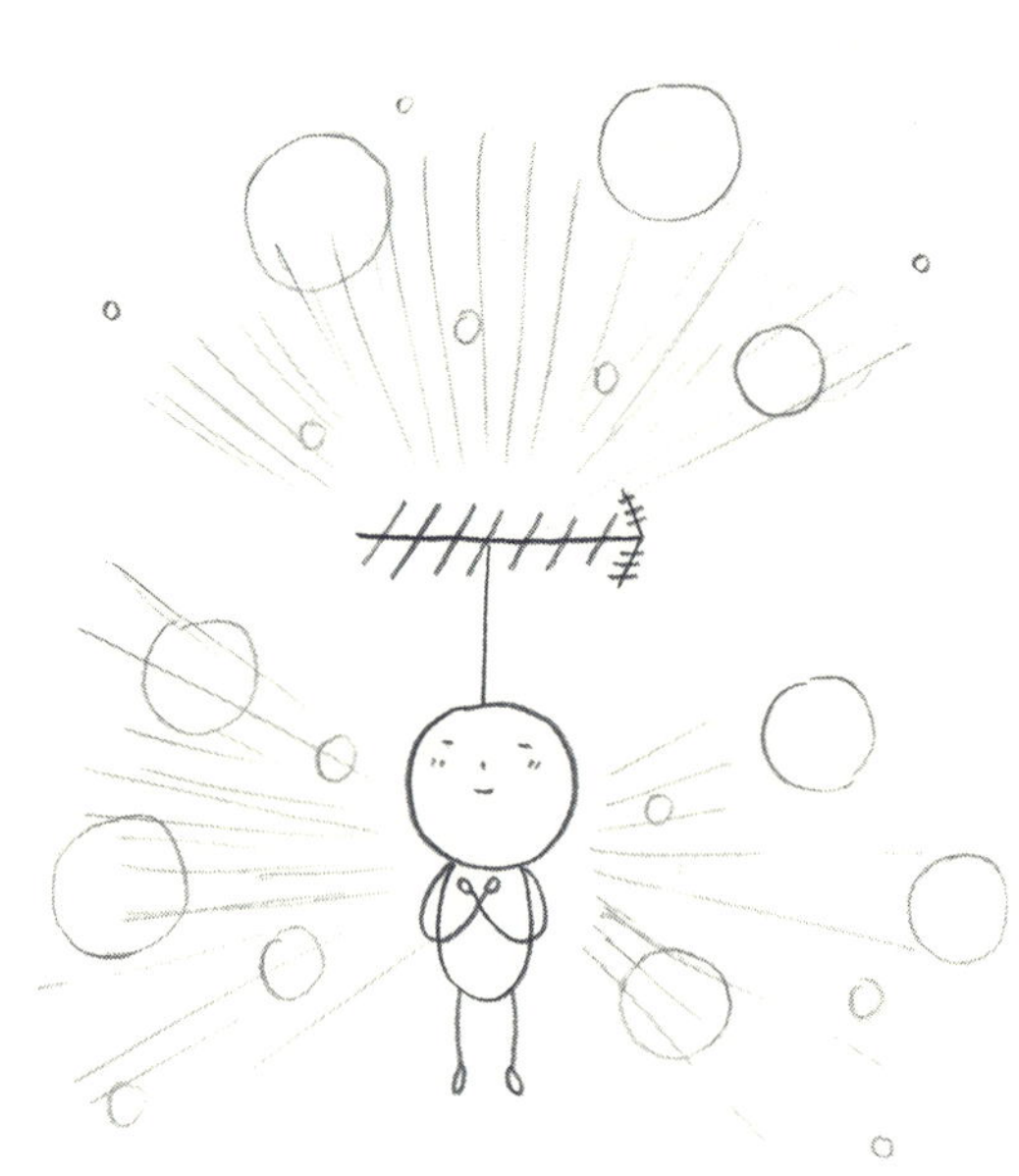

い気功です。決められたポーズを決められた時間とっていると、肺と大腸がよい方向に向かう周波数の気（エネルギー）を自然に集めます。身体が、肺と大腸が喜ぶようなテーマ曲を奏でるようになります。そして、肺と大腸によい気を集めることで、今まで肺と大腸に悪い影響を及ぼしていた気は、自然と出て行ってしまいます。

この作用は、悪人であろうと、善人であろうと、貧乏であろうと、お金持ちであろうと、まったく関係はありません。誰でも、決められたポーズをとれば自動的にひたすらエネルギーを集めることができます。瞑想も難しい道徳もいりません。これはこの気功のとてもよいところです。ですから、テレビを見ながら気軽に取り組むことができます。

また、この気功をすると、自分の気が強くなります。肺の気を強めることは、効率よく自分の気を強くすることになるのです。

★☆★☆★☆

気功で変わる！

站椿功は、気を効率よく、たくさん集めることができます。站椿功の型をすることで、自分の身体が特定の周波数の気を集めるアンテナになり、健康や人生がよい方向に向かう気（エネルギー）を自然に集めます。誰でも気軽に取り組めます。

★☆★☆★☆

3．同じポーズで長く立つことが秘訣

こうしてプラスのスパイラルに変わる！

同じポーズでひたすら立つことは、忙しい現代社会においては、時間の無駄遣いのように感じてしまうかもしれません。けれどもただこれだけのことで、人生や健康によい気（エネルギー）を集め放題なのです。しかも完全無料です。

はじめてこの気功に取り組む方は、退屈で疲れて嫌になってしまうかもしれません。けれどもせっかくよい気を集められるのですから、少し長く立っていたたほうがお得です。

「どうしても無理」と思っても、基本姿勢（152ページ）で、1～5分くらいから始めて、少しずつ時間を伸ばしていけば、1ヶ月もすれば30分ほど立てるようになります。心配はいりません。長く立つためのインナーマッスルは、年齢に関係なく誰でも鍛えることができるからです。

そして、決められた時間、そのポーズで立っていると、自分の心身が、よい気（エネルギー）の周波数と同調してきます。すると、今まであったマイナスの気（エネルギー）は、弱くなって出ていってしまいます。そうすると自分のテーマ曲が変わってきます。

病気などマイナスの気（エネルギー）は不安定ですが、プラスにはたらく気（エネルギー）は安定していて、圧倒的に強いものです。安定したエネルギーを集めれば、不安定なエネルギーは、どんどんなくなっていきます。

よいエネルギーで満たされた心身は、心地よいテーマ曲を奏で、心地よいエネルギーを自動的に集めるようになります。そうして人生も健康もプラスのスパイラルへと入っていくのです。

気功を続けていくと、元気で長生きできるようになり、より有意義に過ごせるようになります。体力、知力ともに向上していきますから、仕事や家事の効率も上がります。お医者さまにかかる時間やお金も節約できます。

気功をすることは、健康と時間の積み立て貯金のような感じです。健康になって時間もできるという、大きな利息がついて返ってくるのです。

★ ☆ ★ ☆ ★ ☆

気功で変わる!

同じポーズで長く立つことで、プラスにはたらく気(エネルギー)を集め、心身がそれに同調していきます。すると、心地よいエネルギーが自然と集まるようになり、プラスのスパイラルへと入っていきます。

気功をすることで、より健康で有意義に過ごせるようになります。

★ ☆ ★ ☆ ★ ☆

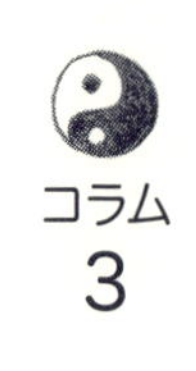

コラム
3

邪気を出すと迷惑がかかる？

「家で気功の練習をしていて、私から出た邪気が家族に悪い影響を与えないでしょうか？」「邪気を宇宙に返すって、そんなことをして宇宙が汚れませんか？」こんな質問をいただくことがよくあります。

気功では、邪気もよい気も、もとは同じ気（エネルギー）と考えます。次のページのイラストのようなイメージです。すべての気（エネルギー）は、「○」という同じ気（エネルギー）が組み合わさり、様々な形となって現れたものと考えるのです。まるで物理学でいう素粒子のようなものと考えることもできます。

気功の練習では、「邪気はバラバラにして、黒い煙で出してください」とお話しします。つまり、どんな気でもバラバラにしてしまえば、すべて同じ「○」という気（エネルギー）なのです。善も悪も正も邪もないのです。

ですから、邪気はどんどんバラバラにして自分から出して、宇宙に返してしまいましょう。少しくらいバラバラになっていなくても、もとの邪気の形を成していなければ、もう力はありません。

邪気が邪気の形をしたまま自分の中にあり続けると、自分に

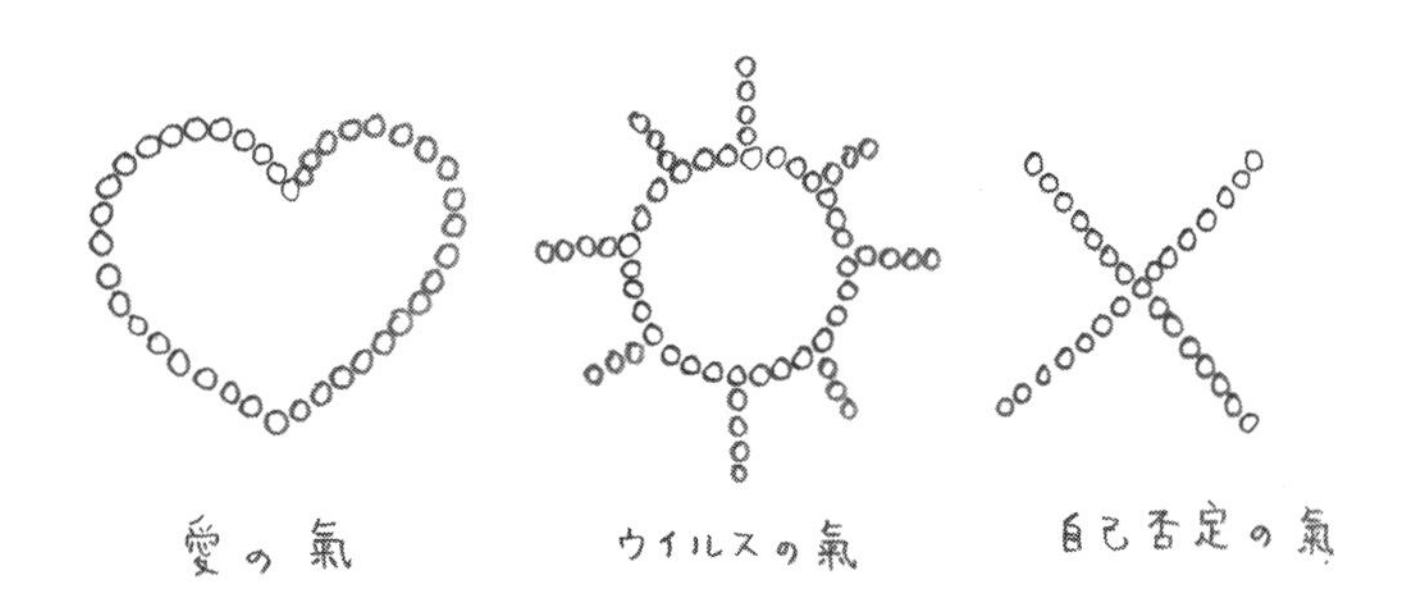

も家族にもあまりよい影響がありません。宇宙もその邪気と共にあることになります。

気功の練習で、いらなくなった邪気は、はりきってバラバラにして宇宙に返してしまいましょう。あとは宇宙という大自然が「○」という気に戻してくれます。そしてまた宇宙のどこかで新たな気となって役に立つに違いありません。

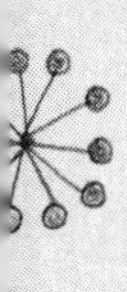
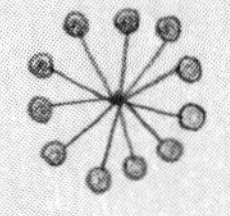
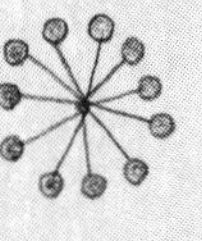
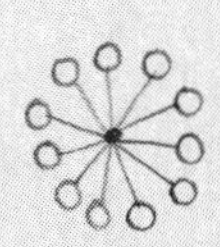
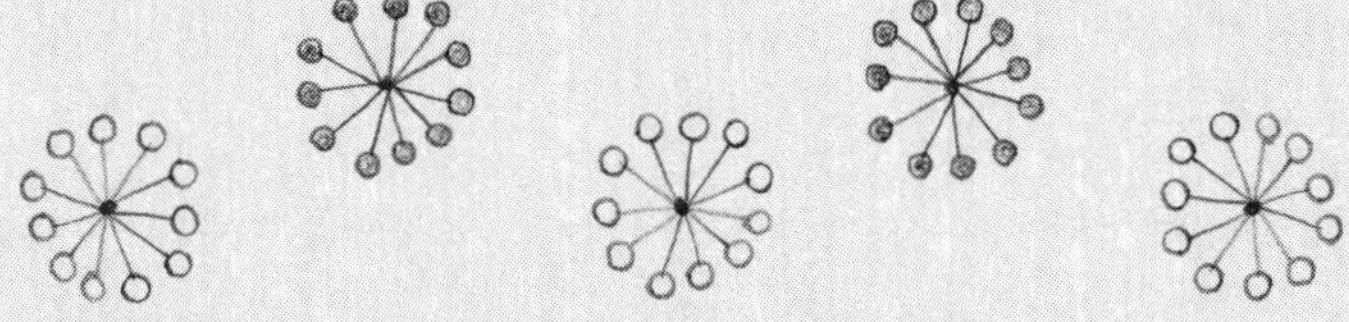
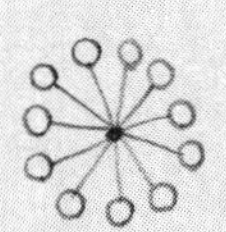

第4章

〜くり返すことが実現力に〜

よい気を自分の奥深くまで浸透させよう

夢を実現する力

気の世界には奥深さがあります。
気功の練習をくり返すことで、
安定した気が
心身の奥深くまで浸透し、
健康や人生が好転します。
その成功体験がさらに
夢や信念を実現する力となります。

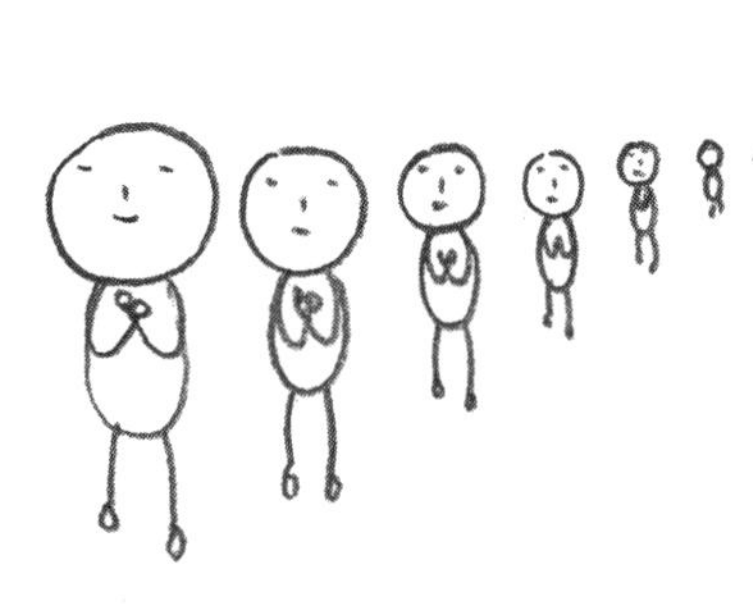

1．気の世界の奥深さ

くり返すことで、よい気を浸透させる

気功の練習は1段なら1段を、2段なら2段を、60回くり返します。実は、この同じ気功を60回くり返すことが、気功の大切なコツです。いろいろな気功をやるのも気持ちがよいのですが、どうしても集まる気が散漫になり、表面的になり、ねらった効果がでにくくなるのです。

気には、奥深さがあります。これは気の世界の大切な認識です。そして気の世界は、深くなれば深くなるほど、奥まれば奥まるほど、広く、大きくなります。

たとえば最初の10回で1段階目の気の世界、次の10回で2段階目の気の世界、次の10回で3段階目の気の世界、次の10回で4段階目の気の世界、次の10回で5

段階目の気の世界、次の10回で6段階目の気の世界まで気が浸透します。

ここまで浸透すると、気の世界は1段階目の気の世界より、ずっと広く、深く、大きくなり、安定します。こうして気功で集めたよい気（エネルギー）を、自分の奥深くまで浸透させることができると、奥の広い空間にたくさんのよいエネルギーを持つことができます。

その結果、風邪をひきにくくなる、疲れにくくなる、ストレスに強くなる、動じなくなる、などの変化を感じるようになります。そして、長く続ければ続けるほど、気はどんどん深くまで浸透し、より大きく安定した気の世界を持つことができるようになります。

気功の熟練者と初心者の違いの一つは、この気の世界の深さの違いなのです。それは、人生や健康によい影響を与える気の量の違いです。この大変貴重な宝物のようなエネルギーをどれだけ持っているかということです。

気功をライフスタイルに取り入れて長く続けていけば、よい気の宝物をどんど

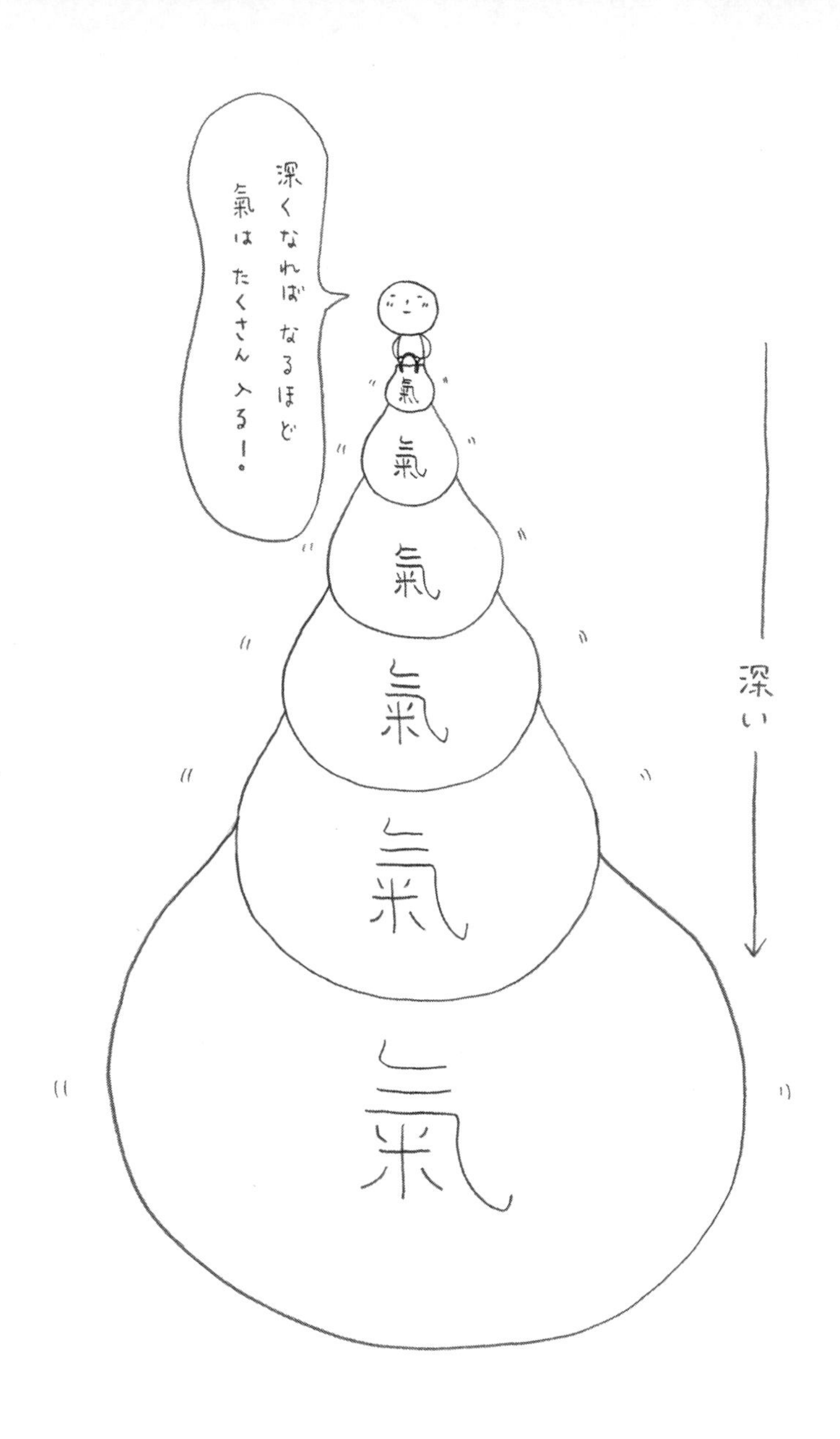
深くなれば なるほど
氣は たくさん 入る！。
氣
氣
氣
氣
氣
氣
深い

ん増やしてパワーアップし、より安定した健康が手に入り、より心地よい人生を送れるようになります。

★ ☆ ★ ☆ ★ ☆

気功で変わる！

気の世界には深さがあります。同じ気功をくり返し練習することで、人生や健康によい影響を与える気を深く広く浸透させ、多くのよい気を持つことができます。その気は、大変貴重な宝もののようなエネルギーです。

★ ☆ ★ ☆ ★ ☆

2. よい気を深く浸透させると、現実が変わる

気功は、くり返せば誰でも効果がある

いったい何の意味があるのかわからなくても、同じ気功を淡々と続けていると、それだけで、よい気（プラスのエネルギー）はどんどん自分の深くまで浸透し、自分でも気がつかなかった古い気（人生にマイナスの影響を与えるエネルギー）はどんどん外へ出していきます。

このとき好転反応が出ることもありますが、心身の気（エネルギー）は、徐々にプラスの方向へと変わっていきます。

これは気功を信じていようが、信じていまいが、悪人だろうが、善人だろうが、性格が暗かろうが、明るかろうが、まったく関係ありません。1段ならば1段を、2段ならば2段を、ただ60回くり返すだけで、このようなことが起こります。

ただ、人は皆、性別、年齢はもちろん、持っている不要なもの、その量や質、体調不良の加減、持って生まれた体質、感受性も違いますから、体調の変化が出てくるまでの期間は違います。改善してくる症状も人によって違います。

けれども、1段1段進むごとに、何だか体調がよくなった、気になる症状が軽減した、くよくよすることが少なくなった、最近よいことが起こる、心配していたことが解消した、などの変化を実感できるようになります。

ですから、もしご家族や友人で健康に不安のある方がいらしたら、ぜひこの気功を教えてさしあげてください。これは気功だと言う必要もありません。テレビを見ながらできる簡単な健康体操として教えてあげると、大変喜ばれます。

★ ☆ ★ ☆ ★ ☆

気功で変わる！

気功をくり返して、人生によい影響を与えるプラスの気（エネルギー）を深く浸透させることで、人生に悪い影響を与えるマイナスの気（エネルギー）はどんどん外へと出ていき、心身のエネルギーはプラスの方向へと変わります。

★ ☆ ★ ☆ ★ ☆

3.「くり返しの力」が夢実現のカギ

気功で成功体験を積み重ねよう

同じ気功の型を60回もくり返す習慣がつくと、いつのまにか「くり返しの力」がつきます。そして、自分がよい方向へと変化することを実感します。こうした成功体験の積み重ねが、さらに気功を継続していく力となります。

この「くり返しの力」「継続力」こそ、ものごとを実現化する力なのです。

ものごとが実現しない多くの原因は、実はこの「くり返しの力」の欠如です。あきらめが早い、いろんなことが気になって広く浅くになってしまう、途中で飽きてしまうなど、どれもこれも中途半端になってしまうのです。

けれども、決められた気功の動作を60回くり返し、それを継続することで、「くり返しの力」がついてきます。60回を終了すると、達成感も味わえます。

そして、何だか元気になってきた、というような成功体験を積み重ねれば、誰でも、自分の思いや夢、信念を、実現する力をつけることができます。

この力は、人生をイキイキと生きるうえで、一生ものの大切な財産になります。

★ ☆ ★ ☆ ★ ☆

気功で変わる！

同じ気功の型を60回もくり返すことを続ける習慣がつくと、いつのまにか「くり返しの力」がつきます。この「くり返しの力」「継続力」こそ、夢や信念を実現化する力なのです。この力は、人生を生きるうえでの大切な財産になります。

★ ☆ ★ ☆ ★ ☆

4．マイナスの生活習慣に注意

大切なのは、よい習慣をくり返すこと

実は、気をつけなければならないことがあります。「くり返しの力」は、人生にマイナスのことも、まったく同様に実現してしまうのです。健康や人生にマイナスの影響を与えるようなことをくり返せば、それが実現します。

高血圧、糖尿病、動脈硬化などの生活習慣病や、ストレスによる不調は、マイナスの生活習慣のくり返しによるものです。暴飲暴食、夜ふかし、疲れていても我慢してやってしまう、ストレスをため続けて発散の術がない、などです。生活習慣病は、西洋医学ではなかなか決定的な治療法ありません。

けれども、あきらめるのはまだ早いです。

気功を新しい生活習慣とすることで、対抗することができます。気功をすれば

血流もよくなりますし、毛細血管や末梢神経、インナーマッスルも鍛えられます。血管や神経を若返らせることができるのです。身体の組織が硬くなっていくスピードよりも、気功で組織を柔らかくしていくスピードが速ければ、徐々に身体は素直になっていきます。気功を続けることで、余計な力も抜けて、様々な症状もふんわりと自然によくなってくることが多いのです。

★ ☆ ★ ☆ ★ ☆

気功で変わる！

マイナスの生活習慣で実現してしまった症状には、プラスの生活習慣の気功で対抗することができます。身体の組織が硬くなっていくスピードよりも、気功で組織を柔らかくしていくスピードが速ければ、徐々に身体は素直になっていきます。

★ ☆ ★ ☆ ★ ☆

5. 心の「くり返しの力」は絶大な実現力を持つ

心、意識の使い方を学ぶこと

「くり返しの力」は、心で思うこと、意識することのくり返しでも、実現力を持ちます。「思いがものごとを現実化する」(22ページ)でご説明したとおり、人間の心、意識の力が、ものごとを現実化します。思いは形になります。

けれども、この大切なことを大抵の方は知りません。自分の心、意識の絶大な力を知らずに、かなりいい加減に使っている方がほとんどではないでしょうか。そして強い力を持つだけに、扱いもなかなか大変です。

人間の意識は、大変に高性能です。よく切れる包丁のようで、メチャクチャに振り回せば自分がケガをすることにもなりかねませんが、うまく使えばすばらしく美味しい料理を作ることができます。

たとえば「自分はだめだ」「私には到底できない」「私は何をやってもうまくいかないんだ」などとくり返し思うと、人間の心や意識はとても高性能ですから、きちんとそのとおり実現するのです。こうなってしまうと大変生きづらさを感じ、自分の居場所も見出せません。そして、身体の健康にも影響が出てきてしまいます。

そうではなく、「癒しのカフェを経営しよう！」「○○を勉強するために、留学しするんだ！」「気の合う人と結婚して、幸せになるんだ！」「○○大学に合格して、△△の研究をするんだ！」などとくり返し思い続ければ、それが現実化します。それがまた、誰かの役に立ったり、誰かの幸せにつながっていきます。

そうすると、身体の免疫力も高まったり、ホルモンバランスがよくなったりと、健康によい影響が出てきます。

こうした心のエネルギーの上手な使い方については、習う機会がなかった人がほとんどではないでしょうか。ですから、どんなにプラス思考がいいといわれても、何をどうしたらいいのか、なぜそれがいいのか、わからない方が多いと思います。

そして、そういうことが書かれてある本を読んでも、なかなか実際にできる人はいません。いつしか本の内容は忘れてしまい、いつもの私に戻っています。プラスの意識を持ち続けることができればうまくいくことはわかっていても、なかなかできないのです。

気功の修練では、この心の気（エネルギー）を上手に使うことが、とりわけ大切にされています。気功を続けていくうちに自分の気のパワーが強くなり、思ったことが現実化しやすくなってくるためです。そのとき、心、意識の使い方が上手な人のほうが、様々な恩恵を受けることができます。

幸い、長い歴史を持つ気功の技術のなかには、心の取扱説明書、心の処方箋ともいえる具体的な秘伝の功法があります。心、意識の「くり返しの力」を鍛える気功法で、自分の願いを叶えることのできる優れた技術です。これについては、「北斗七星の気功」（198ページ）で詳しくご紹介します。

★ ☆ ★ ☆ ★ ☆

気功で変わる！

人間の心、意識は絶大な実現力を持っており、くり返し思うことが現実化します。ですから、心、意識の使い方が上手でなければなりません。長い歴史を持つ気功には、心、意識の「くり返しの力」を鍛え、願いを叶えることのできる、秘伝ともいえる功法があります。

★ ☆ ★ ☆ ★ ☆

6．潜在意識を変える

くり返し思ったことが実現する

願いをくり返し思うと、それが実現するのはなぜでしょうか？

これには、「潜在意識」と「顕在意識」という意識のしくみ、そして気（エネルギー）の法則が大きくかかわっています。

私たちの意識を、パソコンにたとえて考えてみましょう。パソコンで文書を作成するときは、ワードなどの文書作成アプリケーションを使って作成し、それをパソコンのなかに保存します。これと同じことが私たちの意識でも起こっています。私たちが心で思ったこと、言葉にしたことは、すべて意識のなかに保存され、蓄積されていきます。

意識には、私たちがふだん意識している「顕在意識」と、私たちが意識できない「潜在意識」があります。心で思ったり、いろいろ考えたりすることは、「顕在意識」が行います。そして、その記録を保存するのが「潜在意識」です。

顕在意識は、パソコンでいうと、ワードなどのアプリケーションにたとえられます。ただしパソコンとは違い、私たちの意識のシステムでは、顕在意識で作成し保存した（思ったこと、考えたこと）文書をいつでも見ることはできません。なぜなら、自分では意識できない「潜在意識」に保存されるためです。自分で作成したファイルであるにもかかわらず、自分で見ることができないのです。

では、潜在意識にはいったい何が保存されているのでしょうか。のぞいて見てみましょう。

幸せフォルダ、やる気フォルダ　楽しみフォルダ、満足フォルダ、悲しみフォルダ　嘆きフォルダ、懺悔フォルダ、悪口フォルダ、嫌悪感フォルダ、自慢フォルダ、戦闘フォルダ、劣等感フォルダ…。

そしてそのフォルダのなかには、私たちの思いや考え、言葉などが記録された無数のファイルが保存されています。これらはまぎれもなく自分の気(エネルギー)です。そのなかで一番サイズが大きいフォルダはどれでしょうか?

あ、私、やる気フォルダが大きい!

あ、私は、満足フォルダが大きい!

あ、私、悪口フォルダが大きい。やだぁ…。

あ、私は、劣等感フォルダが大きい…。私ってやっぱりだめ…。

自分がくり返し思ったこと、強く思ったことが、大きくなって保存されているのです。それはほかでもない、自分の気(エネルギー)で、大きいものほど、自分の健康や人生に影響を及ぼします。

気は、同じような周波数の気を集めます。ですから、「やる気フォルダが大きい!」という方は、やる気のあるテーマ曲を奏で、同じような周波数を持っているものを集めます。やる気が出るものを集め、やる気に満ちた人々とともに、やる気のある人生を歩むのです。

「満足フォルダが大きい！」「悪口フォルダが大きい」「劣等感フォルダが大きい…」という方々も、それぞれがそのテーマ曲を奏で、似たようなものや人に囲まれて人生を過ごすことになります。

気（エネルギー）は、サイズが大きいほど引力も強く、同じようなもの

幸せ	1、5 TB
やる気	1、3 TB
楽しみ	1、2 TB
満足	1、0 TB
悲しみ	58 MB
うれしさ	105 MB
喜び	178 MB
⋮	⋮

を引き寄せます。
そして気（エネルギー）は、人生によい影響を与えるものであっても、そうでなくても、まったく関係なく、あくまでサイズによって忠実に同じようなエネルギーを集めます。あくまで機械的に、サイズの大きいものを実現していきます。

わかってしまえば、なんだ、という事実です。つまり、健康や人生をよいものにしたい場合は、よい影響を与えるフォルダやファイルを増やしていけばよいのです。潜在意識には、容量制限はありませんので、どんどん巨大化できます。よい影響を与え

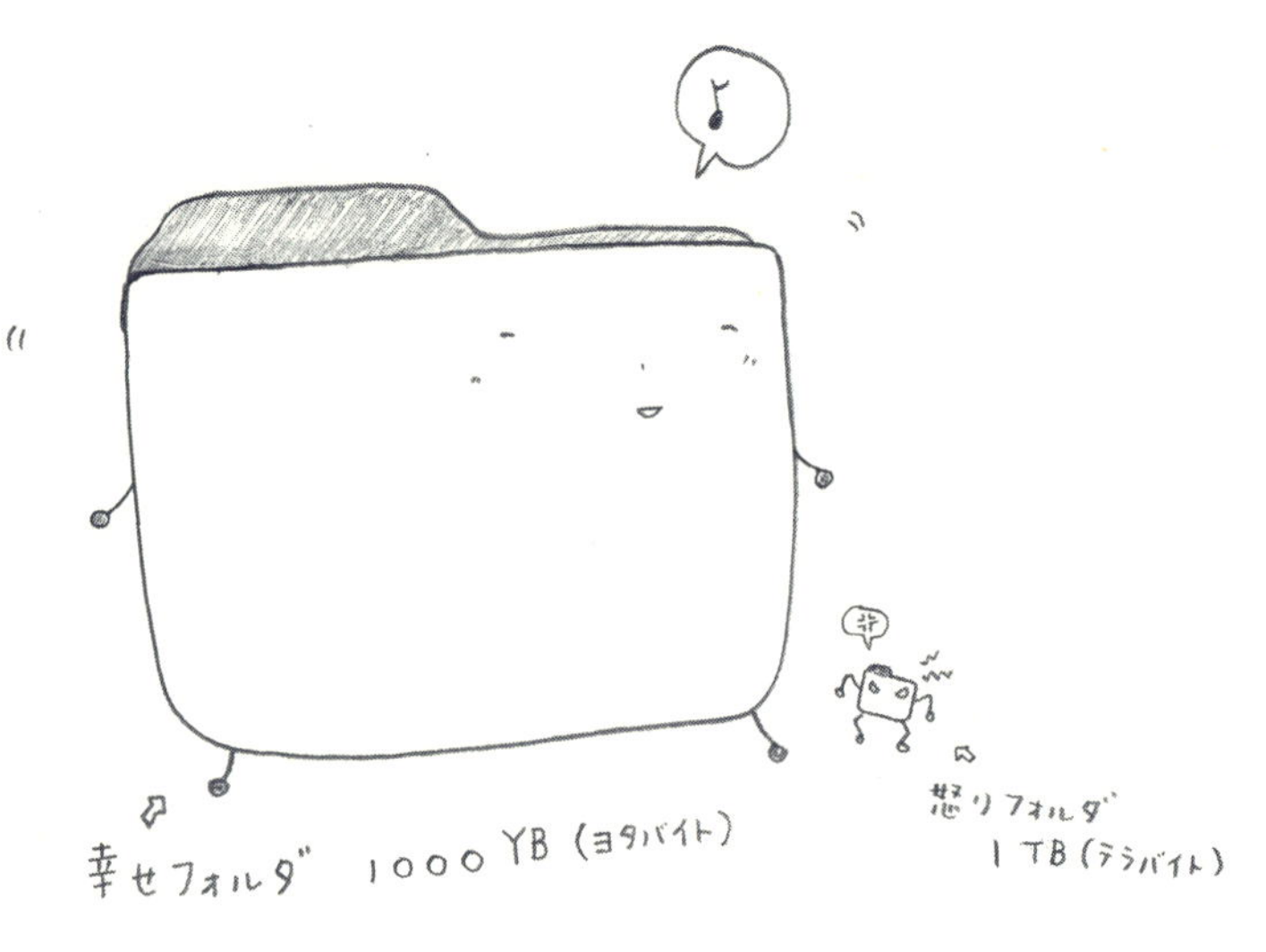

る気（エネルギー）を成長させ、プラス優勢にひっくり返してしまえば、自分の人生もプラスの方向に変わるのです。

そこでものをいうのが、顕在意識における、よいイメージやよい言葉の「くり返しの力」です。どれだけよいイメージを持ち続けられるか、どれだけよい言葉をくり返し思い、言い続けられるか、その勝負になります。

それをご理解いただけましたら、すぐにでも、実践編の「北斗七星の気功」（198ページ）を始めましょう。この気功は、顕在意識の「くり返しの力」で、潜在意識の特定のフォルダのサイズを大きくし、願いを実現する技術です。

願いが叶えば喜びがあります。自信が生まれます。その経験がまた潜在意識に保存されて、さらなるプラスのエネルギーのスパイラルが生まれます。

そして、1段、2段、3段の気功で、身体も整えていくことがとても大切です。心や意識だけで解決することは、実は限界があります。心と身体は一体です。心身のバランスがとれていて、その気が強く柔らかいほうが、願いがより叶いやすくなります。ぜひ、心と身体、両方を整えて、すばらしい人生を実現してください。

★ ☆ ★ ☆ ★ ☆

気功で変わる！

「顕在意識」でくり返し思ったことは、「潜在意識」に保存されます。大きな気（エネルギー）ほど実現力を持ちます。心の「くり返しの力」を使うことで、自分の人生をよい方向へと変えることができます。

心身は一体ですから、心だけでなく身体も整えていくことが大切です。

★ ☆ ★ ☆ ★ ☆

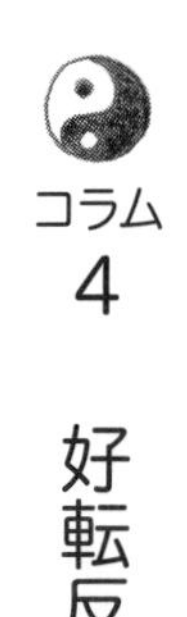

コラム4 好転反応について

気功をすると、好転反応が出る方がいます。

好転反応とはいったい何でしょうか？

好転反応とは、身体が元気を取り戻す前に身体から老廃物が出て、一時的に体調が悪くなったように感じられる反応のことです。眠くなったり、温泉に長く入りすぎたときのようなだるさ、また、発熱、下痢、湿疹、風邪のような症状が出ることが多いです。

私たちの身体には、余計なゴミ（老廃物）がたまっていることが多く、まずはそれを捨てるために、いろいろな反応が起きるのです。もちろん好転反応が出ない方もいます。

人によって、体質、体力、今までかかってきた病気、年齢、性別など、それぞれ違いますから、いつ、どんな症状が出るかは様々です。

「好転反応と本当の病気との見分け方はありますか?」

とよく聞かれますが、決定的な違いはなく、見分けるのは難しいといえます。ただ通常、好転反応は2~3日で症状が消えることが多く、そのあとはすっきりしてきます。体調不良が長引いたり、心配な症状が続くようでしたら、お医者さまに相談するようにしましょう。そこで、何でもないと診断されれば安心です。

本書でご紹介している気功で、それほど激しい反応が出ることはないと思われますが、何か反応が出たときは、気功は少しお休みして、少し水を多めに飲んで、ゆっくり過ごしていただければと思います。治まったらまた様子を見ながら、ボチボチ続けていただければ大丈夫です。

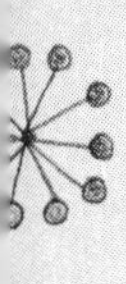
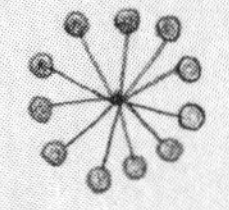
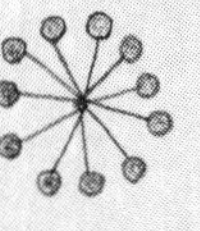
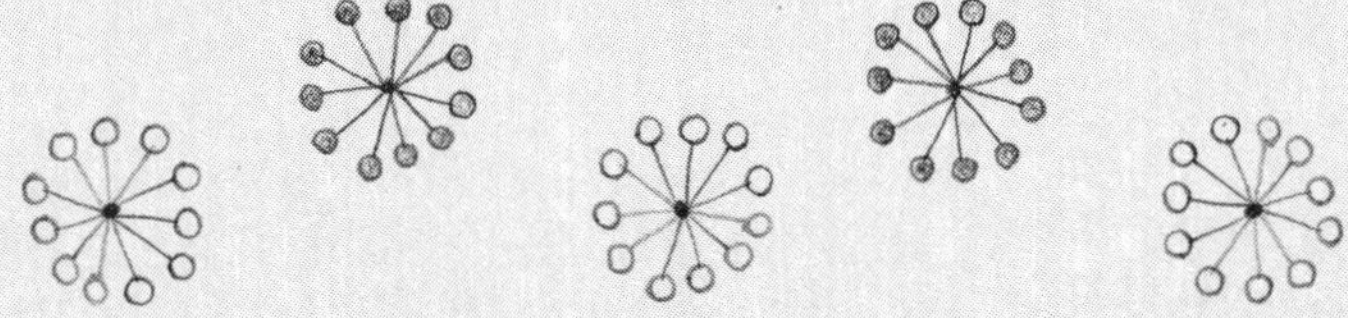
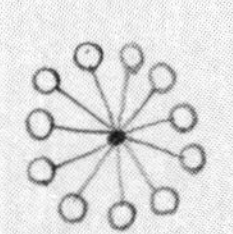
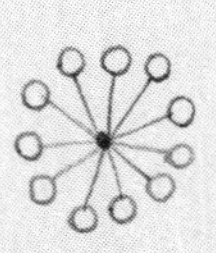

第5章

～まずは自分が変わること～

「気」の持ちようで人間関係は変わる

「気」の持ちよう

周りの環境は、
自分が変わることで変化します。
自分の「気」の持ちようで
変わるのです。
自分がどんな気（エネルギー）を
持っているか、
そしてその量、重さが大切です。

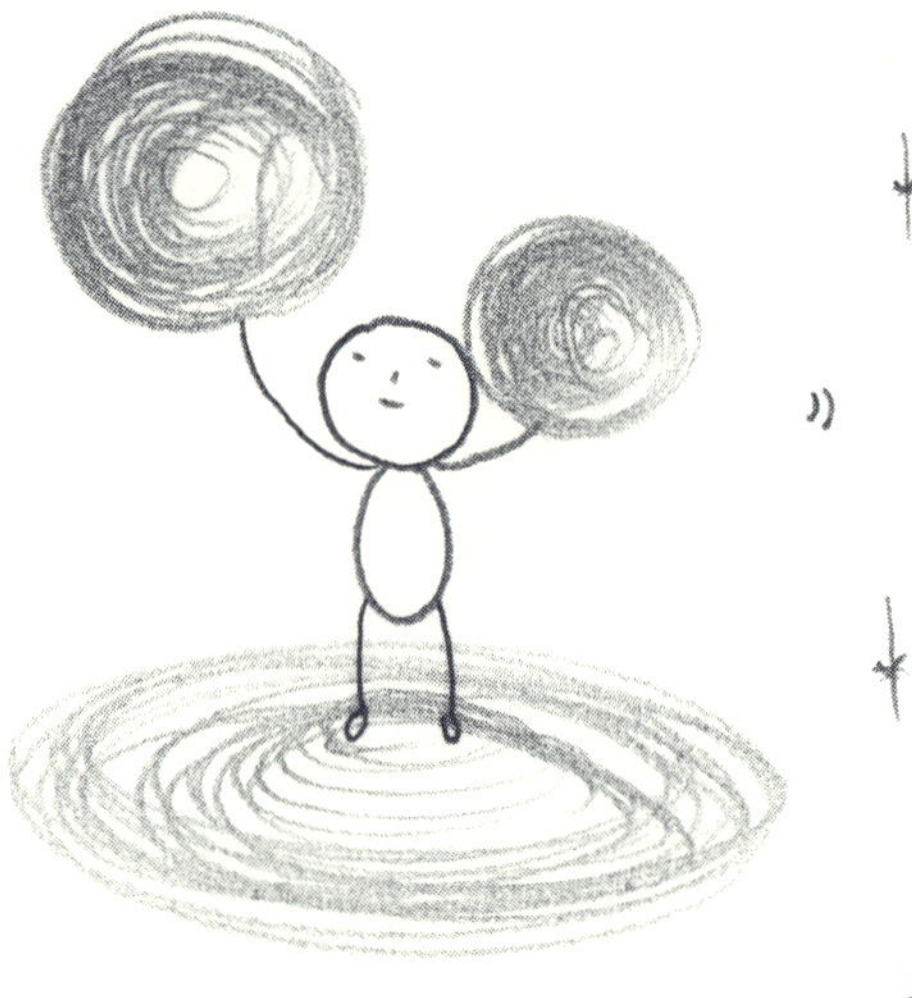

1．まずは自分をよい気で満たすこと

自分の宇宙をいい状態にする

職場の人間関係、家族との関わり方で悩んでいらっしゃる方がとても多いです。

「会社の上司がひどい人です。気功で何とかできませんか？」

「主人がだらしないのですが、気功で何とかならないでしょうか？」

「子どもの行動がメチャメチャです。何とかなりませんか？」

「身体がうまく動かなくなってきた親がわがままで困ります。何とかならないでしょうか？」

最近は、親の介護で心身ともに大変な状況にある方もたくさんいます。

本質的には、人を変えることは、本人でなければ難しく、これは気功の大原則です。1人の人は1つの宇宙。その宇宙の決定権を持つのは、本人自身だからです。たとえ家族であっても、その人の宇宙の決定権はないのです。とはいえ、その人が変わる方向に向くよう、影響を与えることはできます。

普通このような状況では、まず相手を説得したり、その行動を正そうとします。学校や家庭でも、何かほかの人に迷惑をかけたりした場合は、先生や親が叱ります。けれども気功では、いきなり相手を変えようなどとは思わず、何より第一に、自分をよいエネルギーでいっぱいにして、心地よい状態にしておくことをめざします。他人の宇宙にはたらきかけるのではなく、自分を観て、自分の宇宙を美しく維持することを大切にするのです。

周りの状況に左右されることなく、リラックスして気功の練習を続け、ひたすら自分の健康や幸せのために、よい気（エネルギー）を増やしていくのです。受けたダメージが速やかに修復され、汚れがどんどん掃除されていくことに力を注ぎます。

そうすると、だんだんと周りの人々の影響を受けにくくなり、平常心でいられる時間が長くなっていきます。それでも悲しくなったり、頭にきたり、怒りがこみ上げることはあるでしょう。けれども、気功でプラスのエネルギーや幸せなエネルギーを吸収していると、速やかに気分転換ができるようになってきます。心の回復力、自然治癒力がアップするのです。

そして、現在苦しい状況にあるのだとしても、「この状況を何とか脱したい！」という強い思いがあったほうが、人間、底力が発揮されるようです。火事場のバカ力というのでしょうか。そして長い目でみたら、イヤだと思っていた人も、自分が飛躍するために現れた救世主かもしれない、そんなふうに観ることもできるのです。

★ ☆ ★ ☆ ★ ☆

気功で変わる！

人間関係に悩みがあるときも、ひたすら気功の練習をして、自分をプラスのよい気（エネルギー）でいっぱいにしておきます。すると心の自然治癒力がアップします。現在、悪い状況にあっても、それが気功を続ける原動力になります。

★ ☆ ★ ☆ ★ ☆

2. 宝物のようなエネルギーをコレクションする

自分の宇宙にどんな「気」を持つか

周りを気にせず、淡々と気功を継続していくと、自然とよいエネルギーを集めて、自分のものにしていくことができます。反対に悪いエネルギーは、自分の中からどんどんと出て行きます。

周りを明るくしたいのならば、明るい気を持つことが必要です。周りを楽しくしたいのならば、楽しい気を持つことが大切です。周りを優しくしたいのならば、優しい気を持つことが大切です。自分の宇宙にどんな気（エネルギー）をコレクションしていくかが鍵となります。

けれども私たちが頭で一生懸命考えるの範囲の明るさ、楽しさ、優しさなどは、実は限界があります。そこで役立つのが気功です。気功なんて古くさいと思う人もいるかもしれませんが、気功は、数千年の間、研究されてきた、人の健康と幸せにプラスになるエネルギーを集める手法です。私たちが生きてきた数十年というスパンで考える幸せとは、スケールが圧倒的に違います。

気功はとてもよくできていて、身体を動かしてやってみることで、自然とよいエネルギーをためていくことができます。１段から順番に続けていくことで、明るいエネルギー、楽しいエネルギー、優しいエネルギー、美しいエネルギー、幸せなエネルギー、温かなエネルギー、強いエネルギー、リラックスできるエネルギー、やわらかなエネルギー、細やかなエネルギー、輝かしいエネルギー、無邪気なエネルギーなど、宝物のようなよいエネルギーが自然と集まってくるのです。

まさに自分の「気」の持ちようが、自分の想像を超えて、少しずつ、けれどもダイナミックに変わっていきます。

★　☆　★　☆　★　☆

気功で変わる!

気功を続けて、人生にプラスになる気（エネルギー）をどんどんコレクションしていきましょう。自分の宇宙にどんな気を持つかが大切です。気功を続けていくことで、よいエネルギーが集まり、自分の「気」の持ちようがダイナミックに変わっていきます。

★　☆　★　☆　★　☆

3．心地よい気の重量を増す

気の重さが影響力を決める

ほかの人に影響を及ぼすためには、自分が心地よい人になることはとても大切なのですが、まだこれだけでは少し不十分です。

他人に影響を及ぼすために大切なのは、「気」の持ちようのほかにもう一つ、「気の重量」が大切であると気功では考えるのです。

実は、気（エネルギー）は、量が増えると重さが出てきます。これは気功の練習を続けていると感じることができます。重さが出てくると、安定感や、地に足がついた感じがあります。その重さがとても大切な鍵になります。エネルギーをたくさん持っている人が、エネルギー量が少ない人へ影響を及ぼすのです。

太陽系を考えてみましょう。太陽系では太陽を中心に、地球をはじめとする惑星たちがぐるぐる回っています。なぜそのようなしくみになっているかというと、太陽の質量は、太陽系の質量の99％を占めているのです。この圧倒的な重さのために、地球を含めた惑星たちは太陽の重力の影響から離れられないのです。

質量の大きなものが質量の小さなものに影響を及ぼす、これは宇宙の大原則です。そして太陽の膨大なよい気（エネルギー）のおかげで、地球上ではたくさんの生命が日々育まれています。

これを人間関係にあてはめてみましょう。今、自分に悪影響を与えている暴君がいたとして、その人の持つマイナスの気（エネルギー）は、自分のよい気（エネルギー）の量よりも、かなり大きく、重いと考えることができます。その人が持っているマイナスのエネルギーには重量があるので、パワーがあるのです。そのパワーで暴れまわり、周りの人に影響を与えます。

ですから、そんな状況を変えたいのならば、気のコレクションを心地よいものにしていくこと、そして、さらに気功の練習を重ねて、心地よいプラスのエネルギーを集めて重量を増していくことがとても大切になります。

よい気を自分に蓄積していくことで、太陽のように力を持ちはじめます。心地よいエネルギーが力を持てば、周りは心地よいエネルギーを中心にまわる世界へと自然に変わるのです。心地よいエネルギーを持つものを集め、心地よさを忘れた周りの人にも影響を与えるようになっていきます。

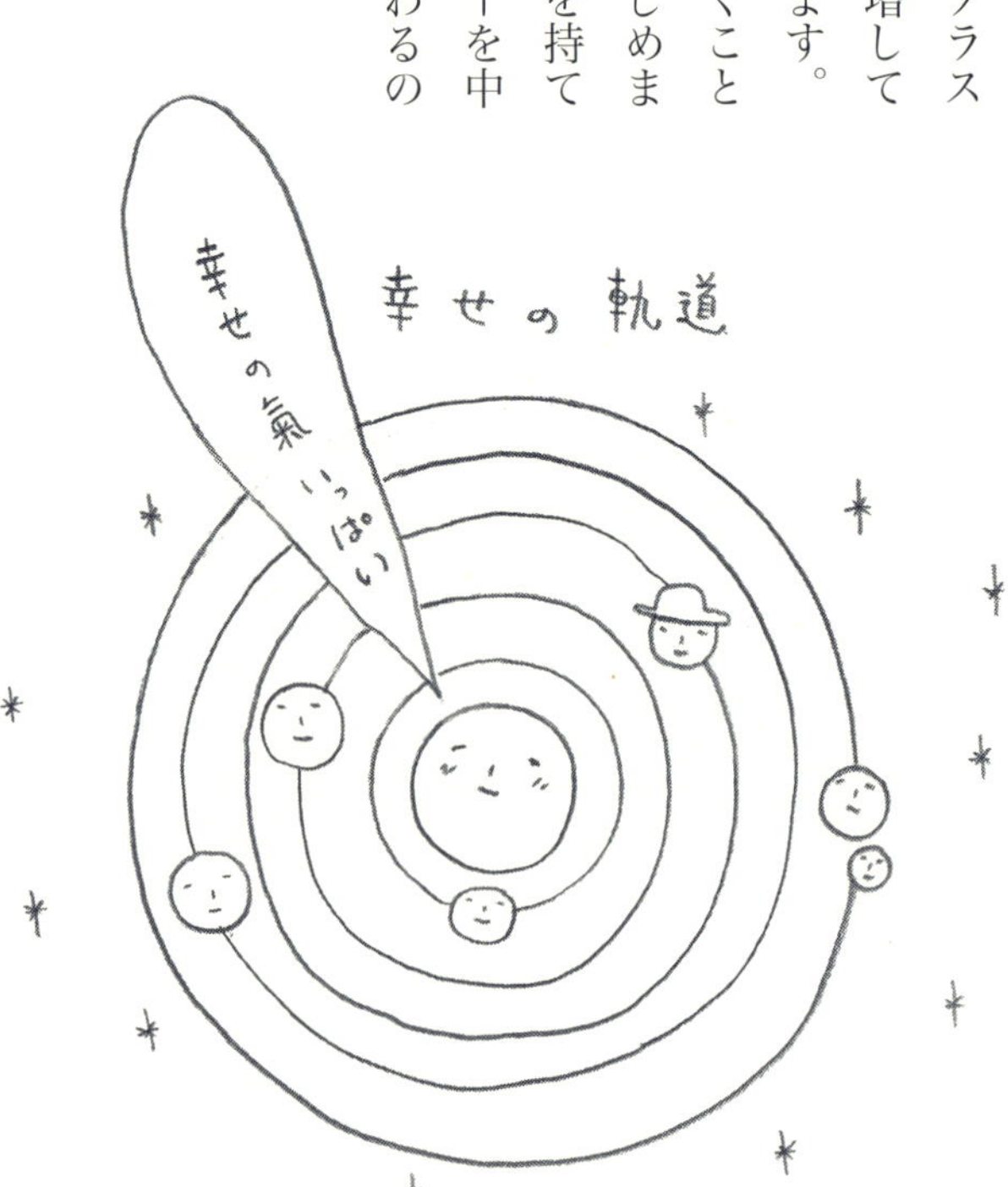

気功を続ける楽しみは、このような「変化」を実際に体験できることであると思います。

そして、心地よいエネルギーをたくさんコレクションしている人が増えれば増えるほど、この世界はとても心地よく変わっていく、と私は確信しています。これは、私が気功をお伝えするうえでの大きな楽しみでもあります。

☆★☆★☆★

気功で変わる!

心地よい気(エネルギー)が豊かに重みを増すと、太陽のように力を持ちはじめます。すると自分をとりまく状況は自然と変化します。心地よいエネルギーを持つものを集め、心地よさを忘れた周りの人にも影響を与えるようになっていきます。

☆★☆★☆★

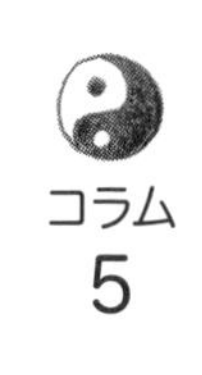

コラム 5

挫折しそう…それは変化の前触れ

「最初は順調にこなしていたけれど、このところやる気がしなくて…」
「気功なんて、やっぱりもうやめようかな…」
「続けられない自分に嫌気がさして、ますます自分が嫌いになった…」

こんなふうに壁にぶつかってしまった方、おめでとうございます！　真面目に気功に取り組んで継続した、すばらしい方です。
その壁にぶちあたったということは、実は大きな変化の前触れです。その壁の向こう側には、今までと違うエネルギーに変化した新しい自分がいます。ですから、ここでやめてしまっては本当にもったいないのです。

大きな変化を前にすると、人は本能的に怖くなったりします。人生や健康がよくなるような変化でも、低空飛行で安定していた状態を打ち破ることには恐怖を感じるものなのです。

今まで気功を続けてきた私の経験上、大きな変化の前には、必ず気功をする気がなくなったり、やろうと思っても身体が動かなかったり、急に興味がなくなったかのような感じがしたりします。

これはいったい、どういうわけなのでしょうか？

潜在意識には、今まで培ってきた、人生や健康にマイナスの影響を与えるエネルギーがあります。気功を3ヶ月ほど続けていると、そのマイナスのエネルギーがだんだんと弱ってきて、対してプラスのエネルギーが育ってきます。このとき、マイナスのエネルギーがさほど力を持っていなければ簡単に駆逐されてしまうのですが、大きく育っていると、このままだと存在が危ぶまれる、と抵抗を始めるのです。暴れます。

「おまえなんか、何をやっても変われない、気功なんかやめちゃえ」

「今だって幸せじゃないか。何をわざわざ、そんなつまんないことしてるんだ?」

「わけわかんないこと、もうやめて、もっと人生楽しもうぜ!」

「そんなこと、しなくたっていいよ!」

こんなふうに訴えてきます。

さて、こんなとき、強敵に対

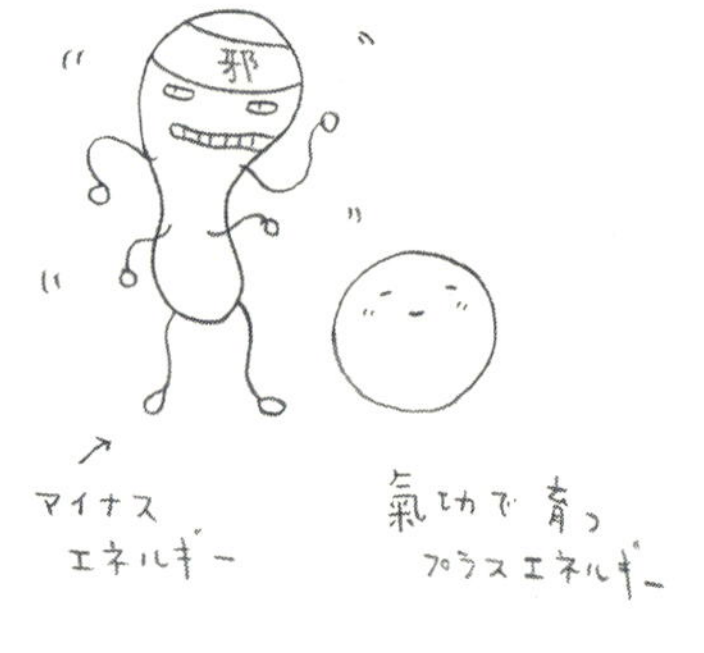

する私なりの対処法をご紹介します。

まず、とりあえず気功を数日から1週間くらいやめてみます。そして自分が楽しいと思うこと、たとえばテレビをダラダラ見てみたり、惰眠をむさぼってみたり、無駄に買い物してみたりします。

そうしているうちに、何となく空しさや物足りなさを感じたりします。

一方、その間に、私の中のマイナスエネルギーは、楽しんで満足して、油断しています。

そこで、ダダダダダ～と畳み掛けるように気功をするのです。すると、壁を突破できます。ただでさえ、弱体化しているうえに、油断していたマイナスエネルギーは、

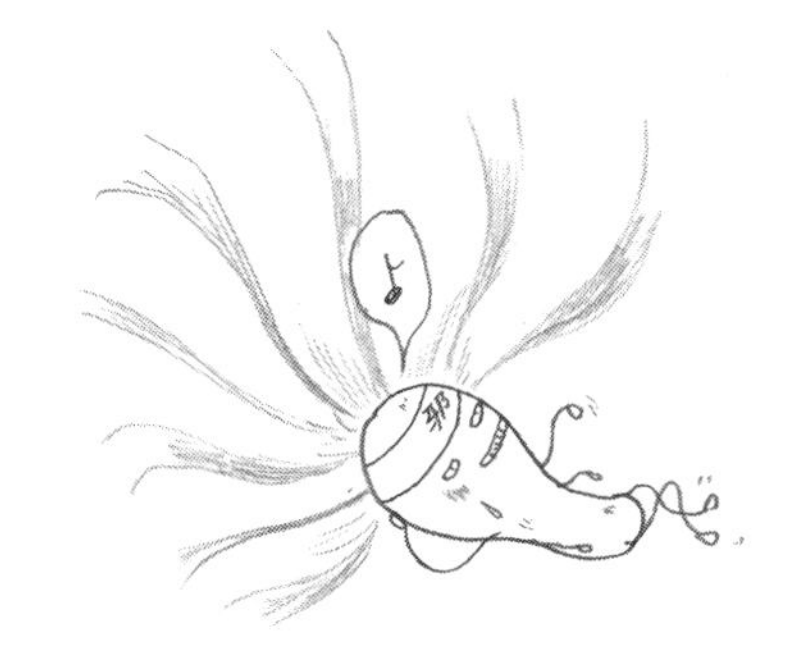

こっぱみじん。宇宙のモクズとなって消えます。

そしてそのあと、大きな変化がやってきます。身体がものすごく軽くなったり、目の前が急に明るくなった感じがしたり、気がついたらいつのまにか気になる症状が消えていたりします。


とにかく、気功をやりたくなくなったら、無理せずさぼってみましょう。そして、やりたくなったらまた始めます。すると脱皮した、変化した自分に出会うことができます。

これは気功だけではなく、すべての習い事を長く続けるコツでもあります。

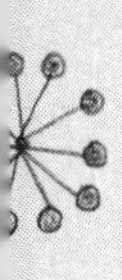
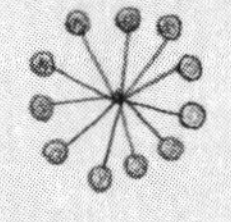
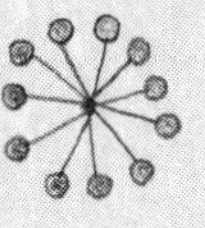
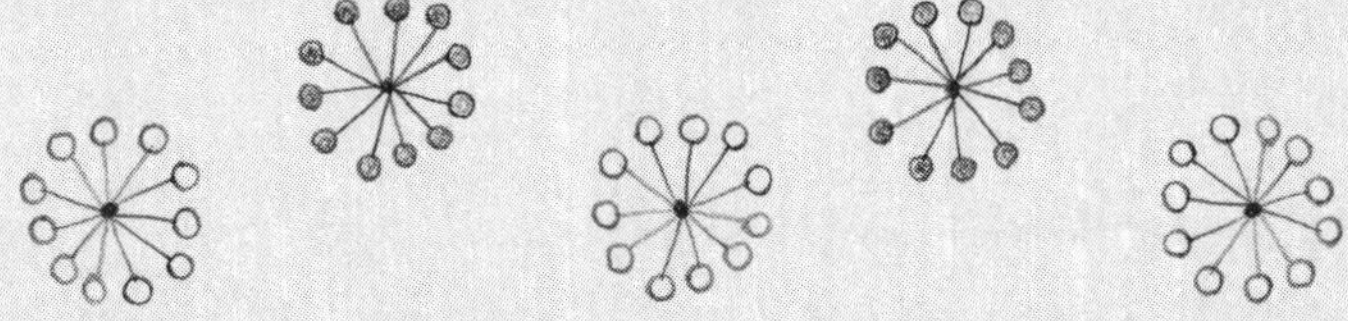
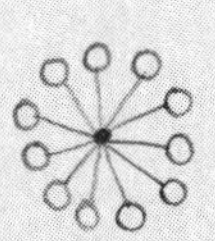
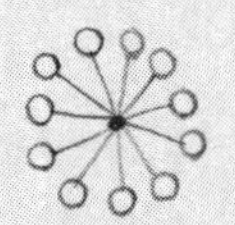

第6章

～実践 はじめての気功～

気功で新しい自分に変わる

やることで変化する

気功は、とにかくやることが大切。
テレビ番組を見ながらでも
各段を60回、ひたすらくり返して
習慣にしましょう。
それだけで一億の気功法を
知っているだけの人よりも
はるかに大きな変化が起こり、
豊かな体験ができるのです。

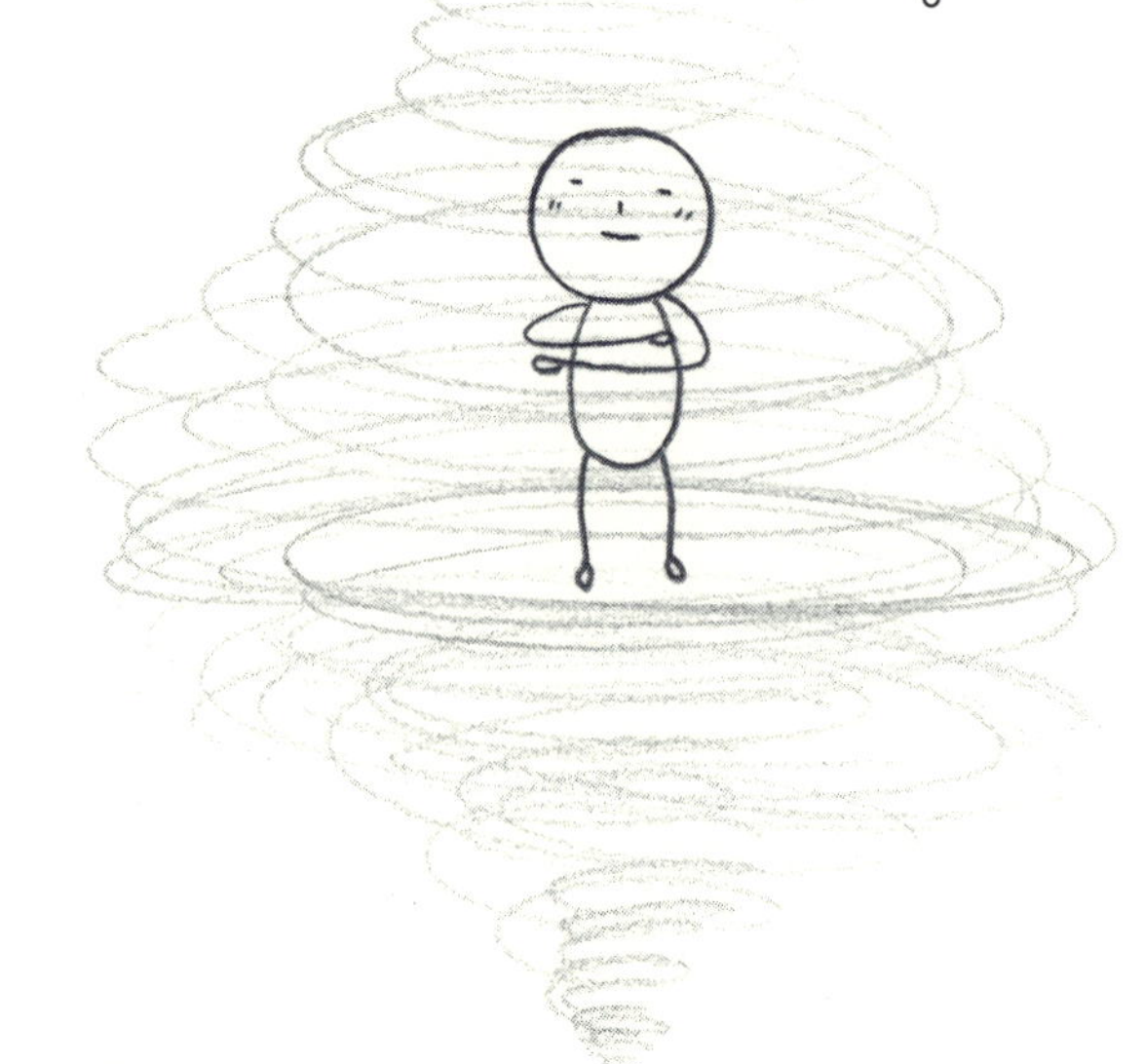

1．気軽に気功をする習慣を身につけよう

テレビを見ながらでもOK

本書でお伝えする気功の、基本姿勢、1段、2段、3段は、テレビを見ながらすることもできます。普段30分ほどテレビを見る習慣のある方は、大変にラッキーです。現代人はとても忙しく、なかなか気功に30分もとる時間がない方が多いですが、1日に30分くらいはテレビを見るという方は多いです。

その時間、ソファーでゆったり見るのもよいのですが、ぜひ立って気功をしながら見るようにしてみてください。するとその間によいエネルギーを集めることができて、気の赤字が解消します。インナーマッスルも鍛えられ、バランスのと

れた身体へと変わるのです。

気功のコツ、それはくり返しです。ですから、テレビを見る方はそれに気功をプラスすれば、自然と習慣的にくり返すことになります。そうなればしめたもの。無理なく気功を続けていくことができます。

実は、伝統的な気功では、若いうち（20才頃）から修行を始めて、1つの気功法を1年ほど続けて行うなど、長く時間をかけることが必要でした。けれども現代社会に生きる私たちは、気功を始める年齢も遅く、時間も余裕もありません。何より飽きてしまいます。ですから、1段を60回、2段を60回、3段を60回、つまり各段60回くり返すことを、現代流の気功のルールとしましょう。

1日1回行えば、2ヶ月で1段が終了します。1日2回行えば、1ヶ月で終了します。時々さぼっても3ヶ月。私のところの初級気功講座では、だいたい3ヶ月を目安に1段を終わらせることを目標にしています。この本でお伝えする気功は3段までありますから、だいたい9ヶ月で終了することを目標にしてみてください。

テレビを見ないという方は、好きな音楽を聞きながら気功をやると、気持ちがよいものです。もしくは、無音で静かな境地を体験するのもよいでしょう。さらに本格的な気功の練習になります。

★☆★☆★☆

気功で変わる！

テレビを見ながら、音楽を聞きながらでもかまいません。気功を無理なく習慣にすることで、自然とよいエネルギーを集め、気の赤字が解消されます。インナーマッスルも鍛えられ、バランスのとれた身体へと変わります。

★☆★☆★☆

2．実際に体験することが大切

気功は知識だけでは身につかない

気功をお伝えしているなかで、驚くほどたくさんの気功の知識をお持ちの方に出会うことがあります。様々な流派の気功の型をご存知で、本もたくさん読み、理論に精通していらっしゃいます。けれども、そういった方でも、気功を1日30分ほど行なっていなければ、気功を毎日行なっている初心者の方にまったく及ばないということがよくあるのです。

どうして、そのようなことが起こるのでしょうか？　それは、美味しいごちそうをただ知っているだけか、実際に食べたことがあるかの違いのようなものです。

たとえば、「天ぷら」という料理があるらしい、と聞いて、一生懸命「天ぷら」

について調べます。「天ぷら」の調理方法　どうしたら美味しく揚げることができるのか、油の温度、調理時間、道具、適した季節の素材、などについて詳細に調べます。また、美味しい「天ぷら」が食べられる日本全国のお店についても調べて、誰よりもよく知っている状態になったとします。けれども、その方が一度も「天ぷら」を食べていなかったら、本当に「天ぷら」をよく知っていることになるでしょうか。

「天ぷら」を実際に食べて、「美味しい！」と感動した。そのような体験がなければ、「天ぷら」を本当に知ることにはなりません。食べなければ、カラッとした感じ、熱々の揚げたての感じ、香り、その感動を味わえないのです。お腹を満たして満足することもできません。実際に食べることで、知識だけでは決して知り得ない豊かな情報を受け取ることができるのです。

気功もこれとまったく同じです。とにかくやって、体験して、実際に味わうことが大切です。美味しいごちそうを食べるように気を吸収して、全身を気で潤して、自分が変わる体験、その感動が重要です。そうすることで、気の醍醐味を本当の意味で味わうことができるのです。

そうして実際に気功を行なっていくなかで、気功の理論は、命を吹き込まれたようにイキイキと生きてきます。

★ ☆ ★ ☆ ★ ☆

気功で変わる！

美味しいごちそうも、実際に食べなければ、本当の意味でそのよさはわかりません。気功も、実際に気を吸収して、体験することで味わうものです。気功の理論は、実際気功を行うなかで、イキイキと生きてきます。

★ ☆ ★ ☆ ★ ☆

3. 気功をするときはゆったりと

なるべくリラックスすること

気功をするうえで簡単な心がけがあります。メガネ、アクセサリー、腕時計など、圧迫感のあるものや負荷がかかるものは外して、なるべくゆったりした楽な服装で行なってください。メガネをはずすとテレビが見えない場合は、そのままでかまいません。

また、水分を多めにとることが必要です。1日1ℓから1・5ℓが目安です。できればお茶などではなく水がよいです。気功を始めると循環や代謝がよくなり、身体の中にあった不要なものが外に出ようとします。それを速やかに身体の外に出すには、少し多めの水分をとるのがよいのです。これは風邪をひいたときに水分を多めにとるのと同じような効果があります。ただし、腎臓が悪い方や水分の摂取制限がある方は、かかりつけのお医者さまに相談してから水分調整をしましょう。

睡眠時間は6時間半以上とることが望ましいです。気功を始めて代謝がよくなると、細胞がどんどん入れ替わっていきます。弱い細胞はどんどんなくなって、今までより少し強い細胞が生まれてきます。まるで成長期のような状態です。「寝る子は育つ」といわれるように、ゆったりと眠ることでこのプロセスがスムーズに進みます。

ときどき、気功を始めてすぐに元気になったと感じ、いきなり睡眠を3時間くらいにしてしまう方がいます。本当に元気になったのならよいのですが、それで睡眠不足になってフラフラしていたりもします。人間は自然物であり、季節が移り変わるようにゆっくりと変化していきます。無理はせず、少しゆっくり眠るようにすると、とてもよいと思います。

どうしても6時間半以上の睡眠がとれない場合は、電車の中でうたた寝をしたり、昼寝をするなどして、なるべく睡眠がとれるようすれば大丈夫です。

気功をするうえでは、「三調」が大切であるいわれます。①調身（身体はリラックスして）、②調息（呼吸は自然呼吸で深くゆったりと）、③調心（心はおだやかに）です。

最初からこのような状態に入れなくても、悩む必要はありません。とにかく気功の動作をくり返してみることです。お風呂に入るように、ご飯を食べるように、歯を磨くように、毎日の習慣にすることが大切です。三調は、そうしているうちに自然に修得していくものなのです。

★☆★☆★☆

気功で変わる！

気功は、アクセサリーや腕時計などをはずして、楽な服装で行います。水分は多めにとりましょう。睡眠時間は6時間半以上とれると理想的です。三調（①調身、②調息、③調心）は、気功をくり返し練習していくうちに、自然と身についていきます。

★☆★☆★☆

#【1】長く立つための準備の気功

心身をほぐして柔らかく、内気を高めて立ちやすく

站椿功で長く立つための準備のために大変よい気功法を、2つご紹介します。気功の練習の時間に余裕のある方はぜひ取り入れてみてください。

あとでご紹介する1段、2段、3段は、30分ほど立つ站椿功という気功法です。その前にこの準備の気功をすると、体内の気がふんわりと活性化して身体が軽くなり、長く立っていても疲れにくくなります。楽に立つのにとてもよい気功です。

時間のない方は、準備の気功はしなくても大丈夫です。基本姿勢から始めましょう。

①揺法（ようほう）

気持ちよく身体を横にゆらします（練習時間：5〜10分）。

揺法は、とても奥が深い気功法です。何年も続けることで、自分の癖に気づき、その癖を一つ一つとっていき、本来の自分に還る、中心の自分を立ち上げるという壮大な気功です。30分ほど続けてみると、とても気持ちがよいです。ゆったりとした音楽を聞きながら、そのメロディーに身体をまかせ、揺らぎのなかに意識や身体をとけ込ませていくのもおすすめです。

●揺法（5〜10分）●

1. 足は肩幅くらいにして立ちます。
2. 下丹田（かたんでん）に重い鉄のボールが入っていることをイメージします。
3. 下丹田を左右に動かして、身体を左右に気持ちよくゆらしていきます（5〜10分）。

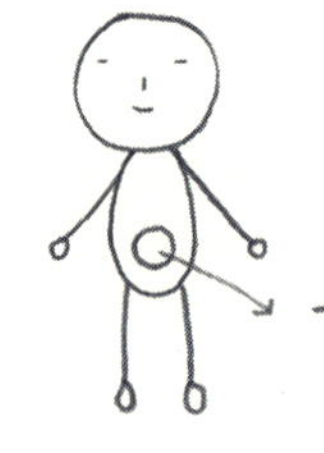

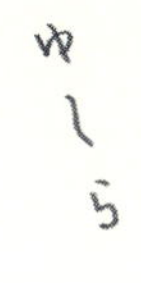

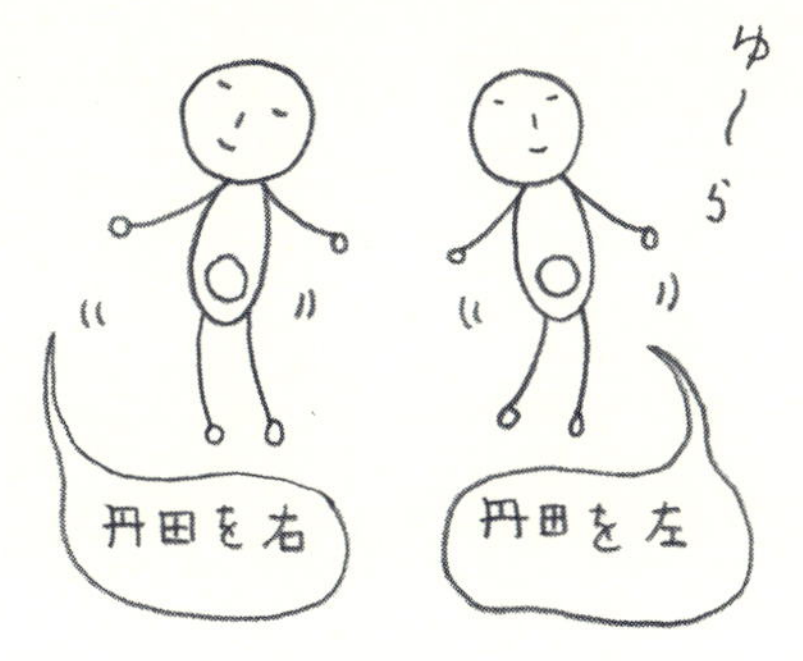

ゆっくりゆらすとき
不要なものをとかしていくイメージで

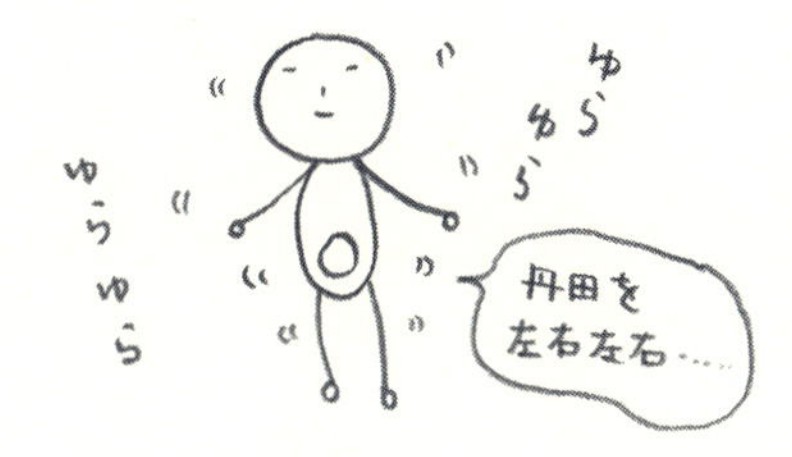

細かくゆらすとき
身体の中の不要なかたまりをどんどんバラバラに細かくするイメージで

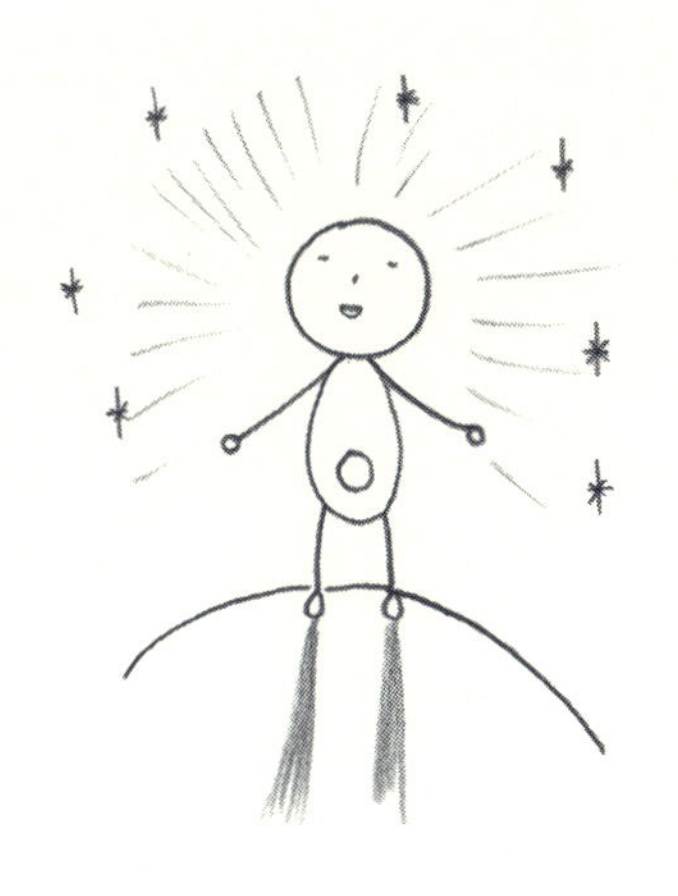

不要なものは、足の裏の湧泉（ゆうせん）から、どんどん出ていってしまう

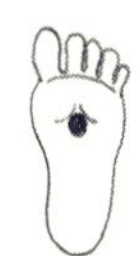

＊揺法、震法は松丹気功教室伝の気功です。

かっこよく貧乏ゆすりをして体内の気を活性化します（練習時間：5〜10分）。

子どものときに貧乏ゆすりをして怒られたことがある方も、この機会に思い切りしてみてください。大人になってやってみると、意外と難しいことに気づくはずです。

実は、うまく振動させることができない関節は、長年の生活習慣や加齢のせいで、大変に硬くなっているのです。けれども心配はいりません。気功を続けるうちに、関節は柔軟性を取り戻していきます。

②震法（しんほう）

震法は、やればやるほど身体の中の気がどんどん活性化します。新陳代謝や血流もよくなり、デトックス力が強い気功法です。

そして血流や体内の気が活性化すると、全身の凝りがよくほぐれます。凝りは肩や腰、首など、表面的な筋肉に発生するものと思いがちですが、実は内臓や血管、神経、脳の中も凝っているのです。こうした奥のほうにある凝りは、ときに病気の原因となります。この震法は、外側からのマッサージだけではほぐしきれない奥の凝りをほぐすのに最適です。日々続ければ、大きな病気の予防に大変効果的です。

5分ほど振動したら、動きを止めてみてください。身体がしびれるような感じ、身体が内側から広がって少し膨張したような感じ、身体の内側が振動している感じなどがあります。それは自分の身体の中の活性化した気の感覚です。内気が高まった状態です。そのじんわり感を全身で味わってみてください。

震法は、自分の身体の中の気、つまり内気を感じるためにも、とてもよい気功の練習法です。

● **震法（5〜10分）** ●

1. 足は肩幅くらいにして立ちます。
2. 全身の力を抜いて、関節も力を抜いて、ひたすら縦に身体をゆすります（5〜10分）。
3. 動きを止めて、身体の中の気が活性化している感覚を全身で感じてみましょう。

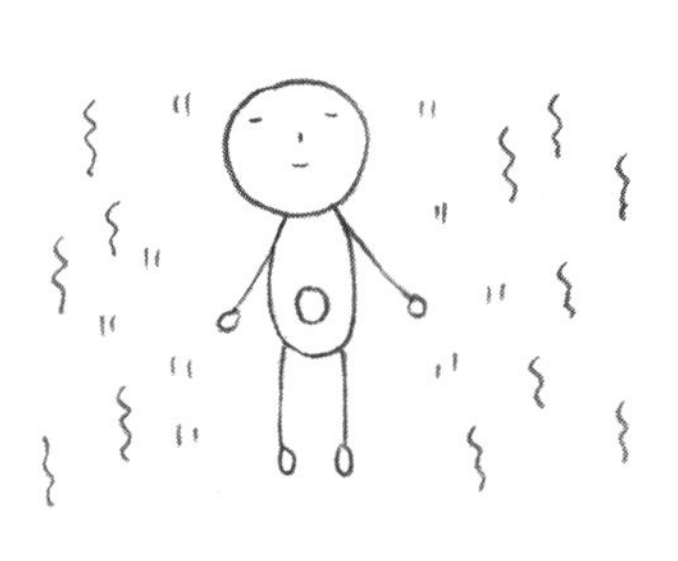

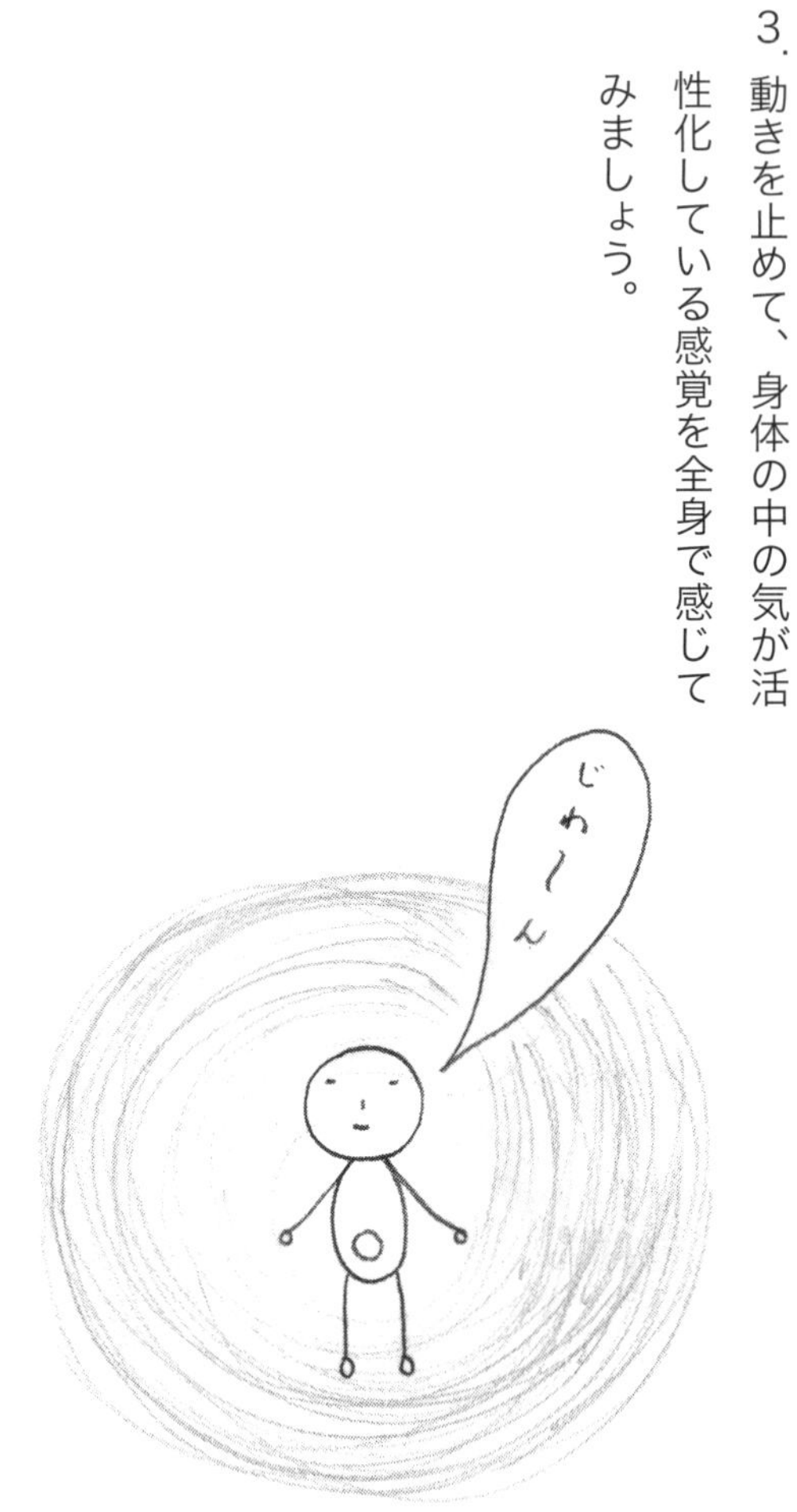

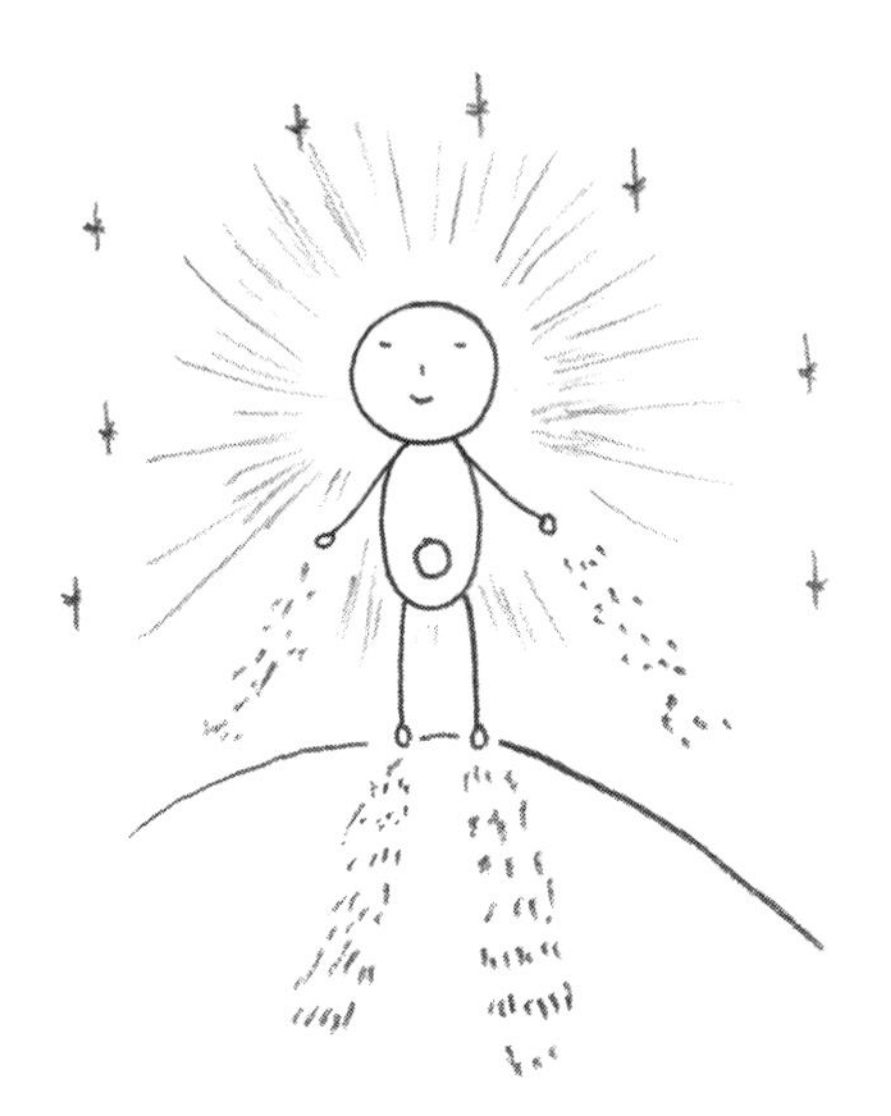

活性化した気が入ってくることで、身体の中の古い気（エネルギー）は、手の指先、足の裏からどんどん出ていってしまう

【2】基本姿勢

この基本姿勢だけでも効果抜群！

リラックスして立つ姿勢を保ちます（練習時間：5〜20分）。

基本姿勢は、1段、2段、3段の基礎である站椿功（たんとうこう）です。とても簡単な姿勢を保つだけですが、この姿勢こそが、健康や人生にプラスになる基本的な気（エネルギー）を吸収する型なのです。

この基本姿勢は「基本」というだけに大変に重要で、この功法ひとつを続けるだけでも、身体や心の健康、人生によい効果があります。そして、様々な気功法を練習して最後に還るところもまた、基本姿勢なのです。

この型で立つだけで、血流は3倍速になります（テレビを見ながらでもＯＫ）。

血管の中の掃除がどんどん進みますし、血管も柔らかくなります。足を中心にインナーマッスルも鍛えられ、姿勢も自然に整体されたかのように美しくなります。基礎代謝も上がり、太りにくい身体になります。

また、血流がアップすることで、血管の硬さやつまり・・・が原因の病気、高血圧や動脈硬化、脳梗塞、狭心症などを予防することが期待できます。それだけでなく、日々身体の中で発生している小さなガン細胞が滞って固まってガンになるのを防ぐことも期待できるのです。

ぜひこの基本姿勢をマスターして、一生元気！を実現してください。

●基本姿勢（5〜20分）●

1．足を肩幅くらいにして立ちます。両足のつま先は少し内側に向けます。
（これは、足の内側の筋肉を鍛え、身体の中心の気（エネルギー）の通り道をしっかりつくる秘伝の方法です）。

2．足首、膝関節、股関節をゆるめます。

3. ひじを90度に曲げて、手のひらを下にします。肩、ひじ、手首の関節をゆるめます。脇の下は、ヒヨコをはさんでいるように、ふんわり開きます。

4. できる方は肩甲骨を下に下げて、鎖骨を開いて、肋骨の一番下の骨を内側に少し引き込みます。

5. 呼吸は自然呼吸で。そのままリラックスして立ちます（5〜20分）。

※テレビを見ながら、音楽を聞きながらやってかまいません。または静かな環境でゆったり行なってく

基本姿勢（前）

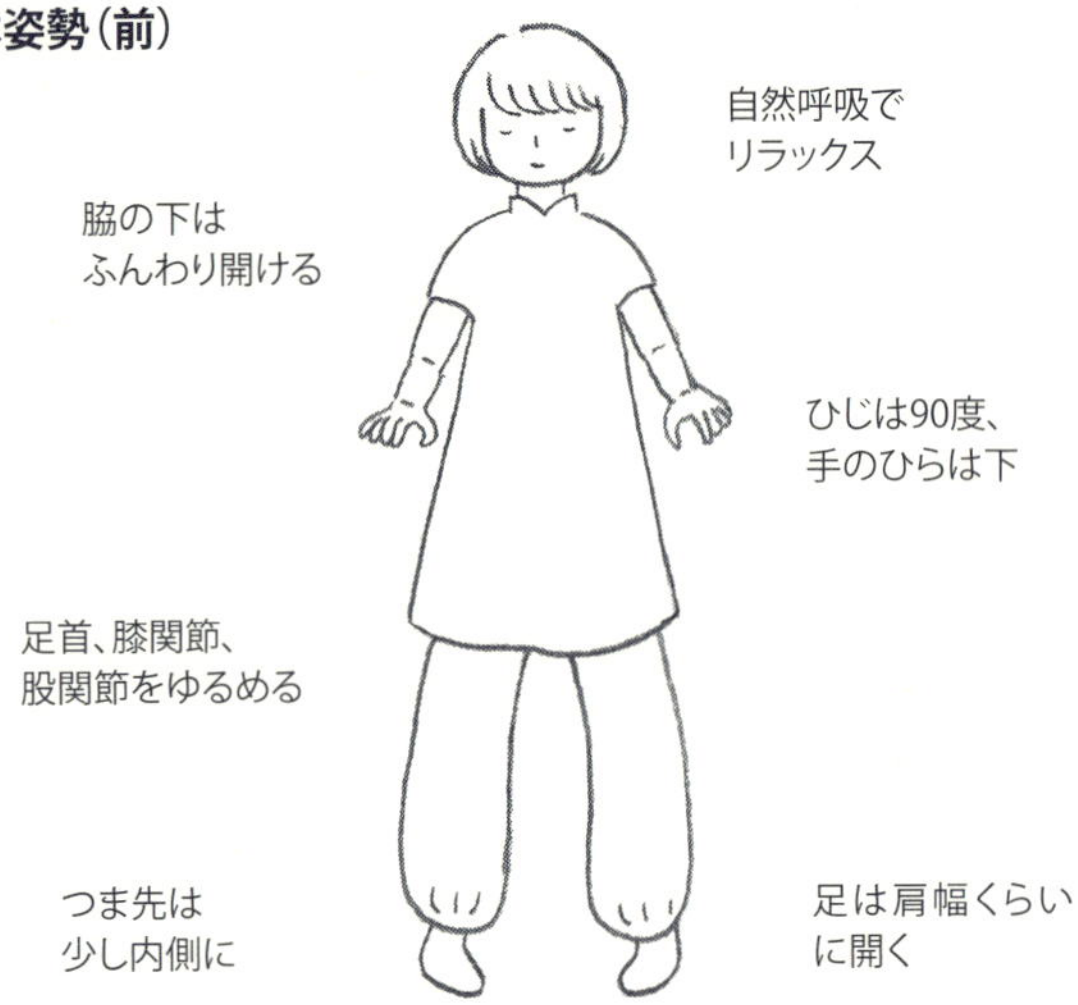

自然呼吸で
リラックス

脇の下は
ふんわり開ける

ひじは90度、
手のひらは下

足首、膝関節、
股関節をゆるめる

つま先は
少し内側に

足は肩幅くらい
に開く

ださい。

基本姿勢で立ちながら、「長く立つための準備の気功」（145ページ）でご紹介した揺法や震法も取り入れてみてください。邪気を出しながら、気（エネルギー）を補充していくことができて、大変に強力な気功になります。

特にはじめて站椿功をされる方は、身体に癖があります。そのまま固まって立ってしまうと、かえってその癖を強くしてしまうことがあります。武術の練習の站椿功のようにがっしり立つ必要はありません。ふんわり、自然に柔らかく、ゆらぎながら、振動しながら立ってみてください。これは気功で変化するための大切な秘密のコツです。

基本姿勢（横）

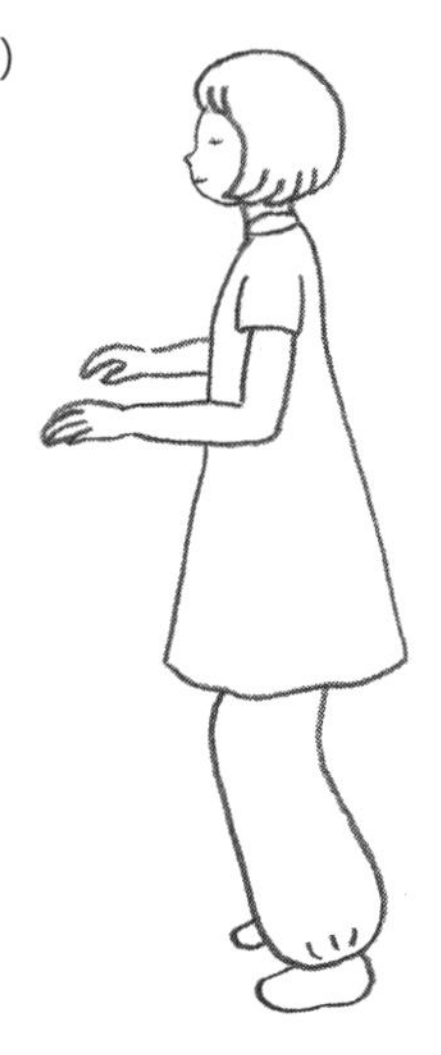

1段は30分ほど立ち続けることになりますが、足が弱りがちの現代人のほとんどの方は、最初から30分立つのは大変です。まずは5分から始めてみましょう。最初の1週間は5分立ちます。2週間目は10分立ちます。3週間目は15分立ちます。20分立てるようになったら、ぜひ1段へと進みましょう。

同じ気功法を何度も継続してくり返すことは、本当に気功が身につく秘伝の方法です。表に気功の練習をした日付を記入して、成果を目で確かめると、自信がつきます。

*基本姿勢、1段、2段、3段、北斗七星の気功は、梁気功事務所 梁蔭全（リャンインゼン）先生伝の気功法です。

第1週目：5分						
1	2	3	4	5	6	7
／	／	／	／	／	／	／

第2週目：10分						
1	2	3	4	5	6	7
／	／	／	／	／	／	／

第3週目：15分						
1	2	3	4	5	6	7
／	／	／	／	／	／	／

第4週目：20分						
1	2	3	4	5	6	7
／	／	／	／	／	／	／

【3】1段：肺の気功

肺と大腸に気を満たして元気に

基本姿勢で20分立てるようになったら、いよいよ1段「肺の気功」（練習時間：25分）に入ります。これもテレビを見ながら楽しく練習してみてください。

この気功の目的は、自分の気を強くすることです。弱い気で続けていくよりも、ある程度気を強くしてから続けた方がその恩恵を受けやすいということがあります。

肺は、呼吸を司る臓器です。人間は1日くらい食べなくても生きていられますが、呼吸が5分でも止まると大変苦しく、酸欠になり、生きていくのが困難になります。呼吸を司る肺というものが、身体を維持するのにどれだけ重要な臓器か想像がつきます。

肺が丈夫な人は、よく通るハリのある声、心地よい声をしています。逆に、蚊の鳴くような小さな声や、聞きにくい声であったりすると、「気が弱いのかなあ、この人は？」と思います。そのとおり、肺が弱いと気が弱いのです。

1段の肺の気功では、肺を鍛えて、気を強くして、2段からの気功の成果を最大限に上げていくことが目標になります。肺を鍛えるとよいことがいろいろあります。風邪や花粉症になりにくくなるほか、原因不明の慢性鼻炎や慢性的な咳などにもよい影響があることが期待できます。

また中医学では、肺と大腸は、同じ金星のエネルギーが司っていると考えます。そのため、肺を鍛えると大腸も元気になり、便秘や下痢などの困った症状も改善します。大腸が元気になると、身体の老廃物を外に出す力がつき、デトックス力も強化されます。そしてお腹に気が満ちて、腹がすわった人になります。

健康で楽しい人生を過ごすには、ある程度、気（エネルギー）が強いほうがよいです。1段を60回、とにもかくにも制覇して、気を強めていきましょう。それが気功で変わるための大切な1歩になります。

※1段の好転反応について

肺の弱い体質の方は咳がたくさん出たり、風邪のような症状や湿疹が出たりすることがあります。また、お腹の弱い方は一時的に便秘や下痢を引き起こすこともあります。このような症状が出た場合は、少し気功をお休みして症状が治まるのを待ち、回復したらまた始めるとよいです。

1段：肺の気功（25分）

1. 起勢（きせい）（167ページ）。
2. テレビを見ながら基本姿勢5分。
   （宇宙の中心の白い光の真ん中に立ちます）。
3. 右手の労宮（ろうきゅう）を左のひじに合わせて1分。

労宮

(自分の気の形が、裾は広く、上は高く伸びやかに。富士山のような形になります)。

4. 右手を外側、左手を内側にして手首を交差させ、手のひらの真ん中を肺の真ん中に向けて1分。
(手のひらから白い光が出て、肺の中に入ります。肺は白く輝き、炎症、冷え、熱などがどんどん背中から黒い煙になって宇宙へ還ります)。

5. 手をそのまま上に上げて、手のひらの真ん中をのどぼとけのあたりに向けて1分。

3

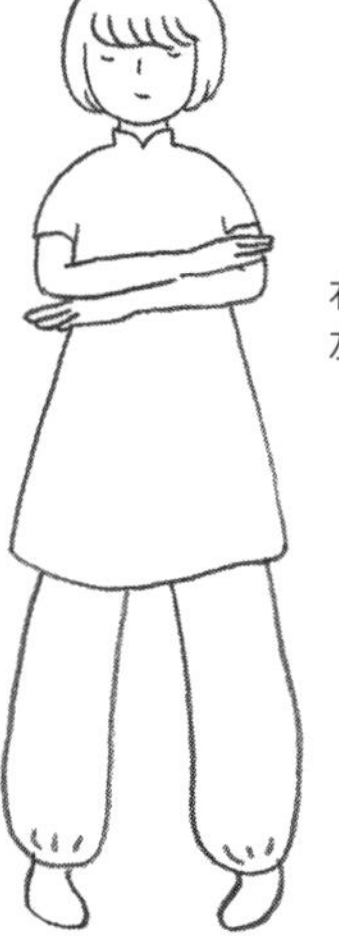

4

手のひらを
肺に向ける

（手のひらから、白い光が出て、喉に入ります。喉は白く輝き、喉の炎症、痛み、熱、冷えなどがどんどん首の後ろから黒い煙になって、宇宙へと還ります）。

6. 手が疲れる場合は、一度手を下に下げて、少し休みます。

7. また、上に手を上げて、手のひらの真ん中を小鼻の脇に向けて1分。

（手のひらから白い光が出て、鼻に入ります。鼻の中の炎症、痛み、冷え、熱、どんどん頭蓋骨と頸椎の間から黒い煙になって宇宙へと

5

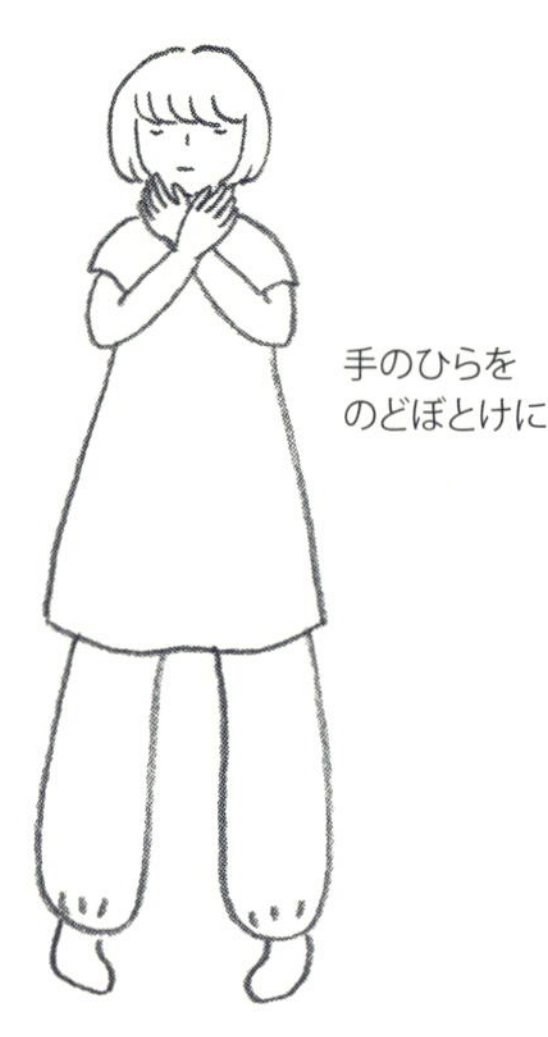

7

手のひらを
小鼻の脇に

還ります）。

8．手をほどいて、両手の5本の指と指を向かい合わせて1分。（腕や胸にたまった古い思い、不要な考えがどんどん宇宙に還ります）。

9．基本姿勢5分。

10．3〜8の動作　左右反対の手で行う。

11．基本姿勢5分。

12．収功（しゅうこう）（169ページ）。

8

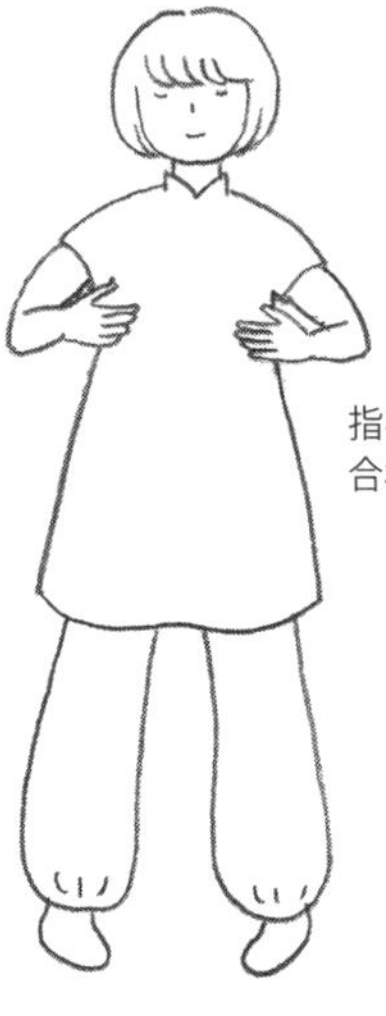

指を向かい合わせる

9

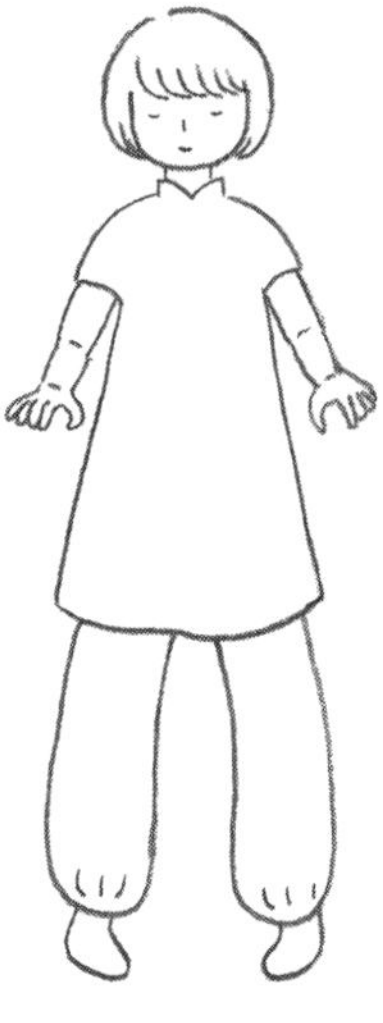

基本姿勢

説明の（　）内は、イメージの仕方です。テレビを見ながらする場合は、特にイメージしなくて大丈夫です。ポーズをとるだけで充分に健康効果がある気功法です。ときどき、うまくイメージできないと悩む人がいますが、これは上級者用のイメージですので、うまくできないのは当然です。けれども気功の長い時を経て伝わっている大切な思想、文化ですから、興味があればイメージして楽しんでみてください。２段、３段についても同じです。

次の表に気功の練習をした日付を記入して、日々の成果を目で確かめましょう。60回終了してから、２段に入りましょう。風邪をひいたときなど以外は、もう1段は行わなくて大丈夫です。

1段：肺の気功

1	2	3	4	5	6	7
／	／	／	／	／	／	／
8	9	10	11	12	13	14
／	／	／	／	／	／	／
15	16	17	18	19	20	21
／	／	／	／	／	／	／
22	23	24	25	26	27	28
／	／	／	／	／	／	／
29	30	31	32	33	34	35
／	／	／	／	／	／	／

1段：肺の気功						
36	37	38	39	40	41	42
／	／	／	／	／	／	／
43	44	45	46	47	48	49
／	／	／	／	／	／	／
50	51	52	53	54	55	56
／	／	／	／	／	／	／
57	58	59	60			
／	／	／	／	／	／	／

○起勢（きせい）、収功（しゅうこう）

1段、2段、3段の最初と最後に行う共通の動作があります。

「起勢」は、気功を開始するときに行う動作です。日常生活の意識から気功の意識へと入ります。

「収功」は、気功を終えるときに行う動作です。気功によって集めたよい気を身体に収めて、意識を日常生活へと戻します。

起勢

1．手を「前ならえ」のように前に出します。

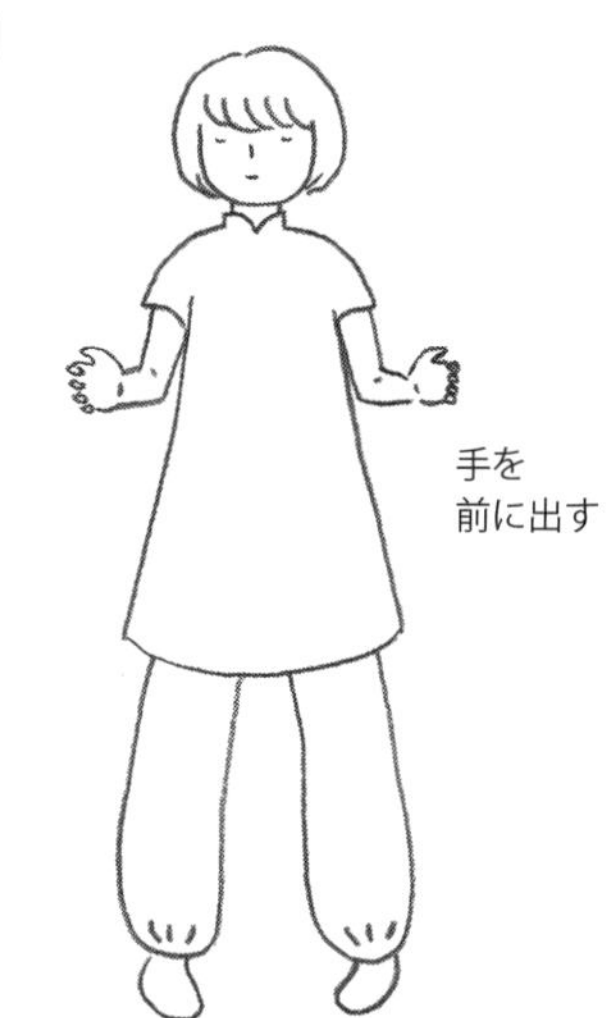

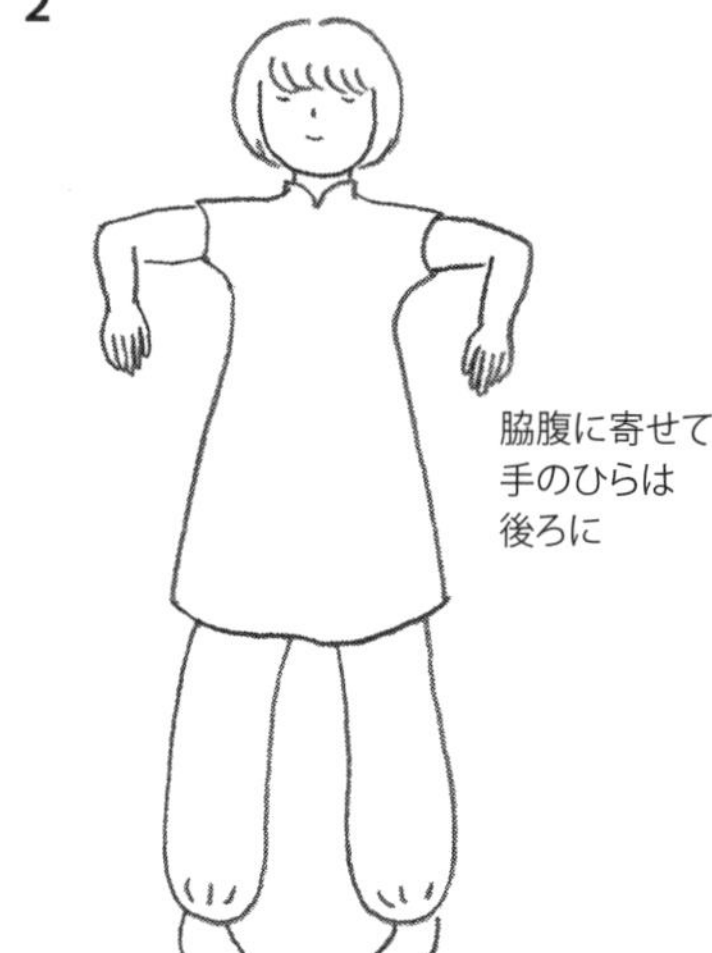

2. 手を脇腹の方に寄せてきます。手のひらは後ろです。
3. 指先を脇腹に向けます。
4. 手のひらを上にして手を前に出します。
5. 手のひらを下にして、基本姿勢になります。

3

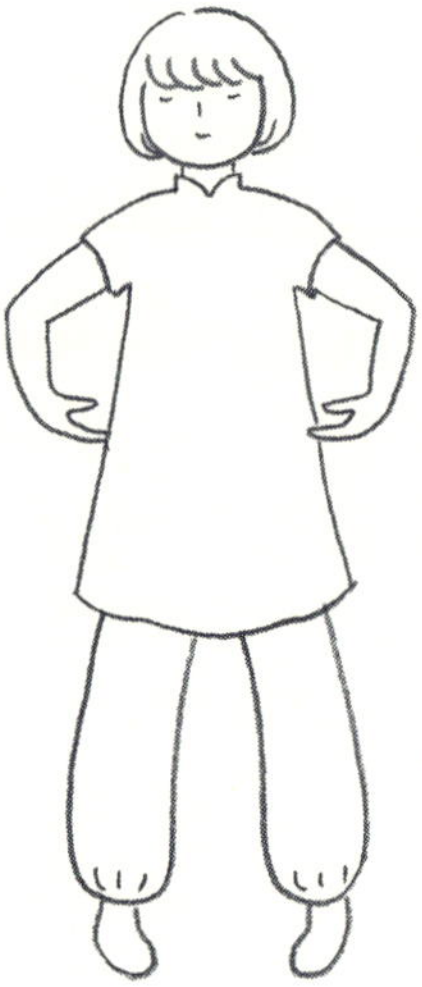

指先を
脇腹に向ける

4

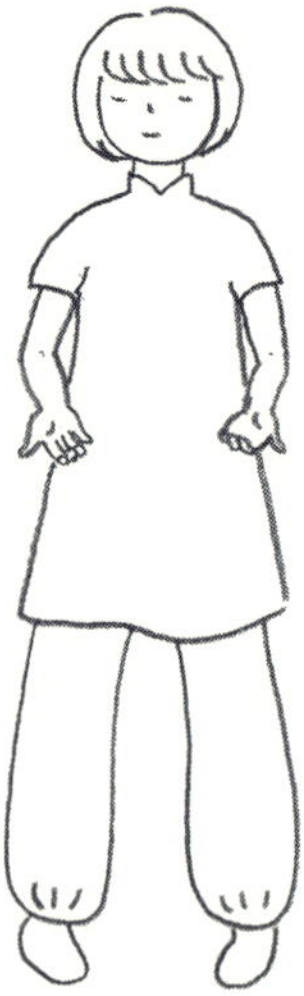

手のひらを上に、
手は前

5

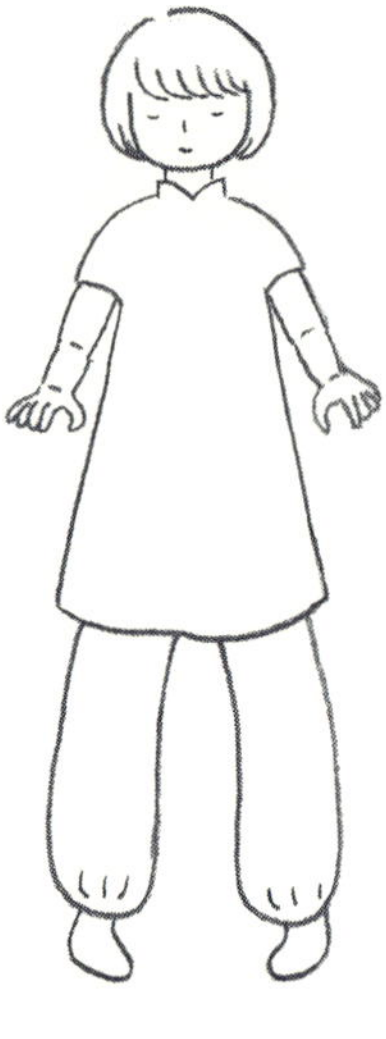

基本姿勢

●収功●

1. 手を軽く握って手の甲を前にして、ゆっくり下へおろします。
2. 手の甲が後ろになるように手を返します。
3. 手を鼻のところに持っていきながら、鼻から息を吸います。
4. 息を口から吐きながら、手をゆっくりおろします。

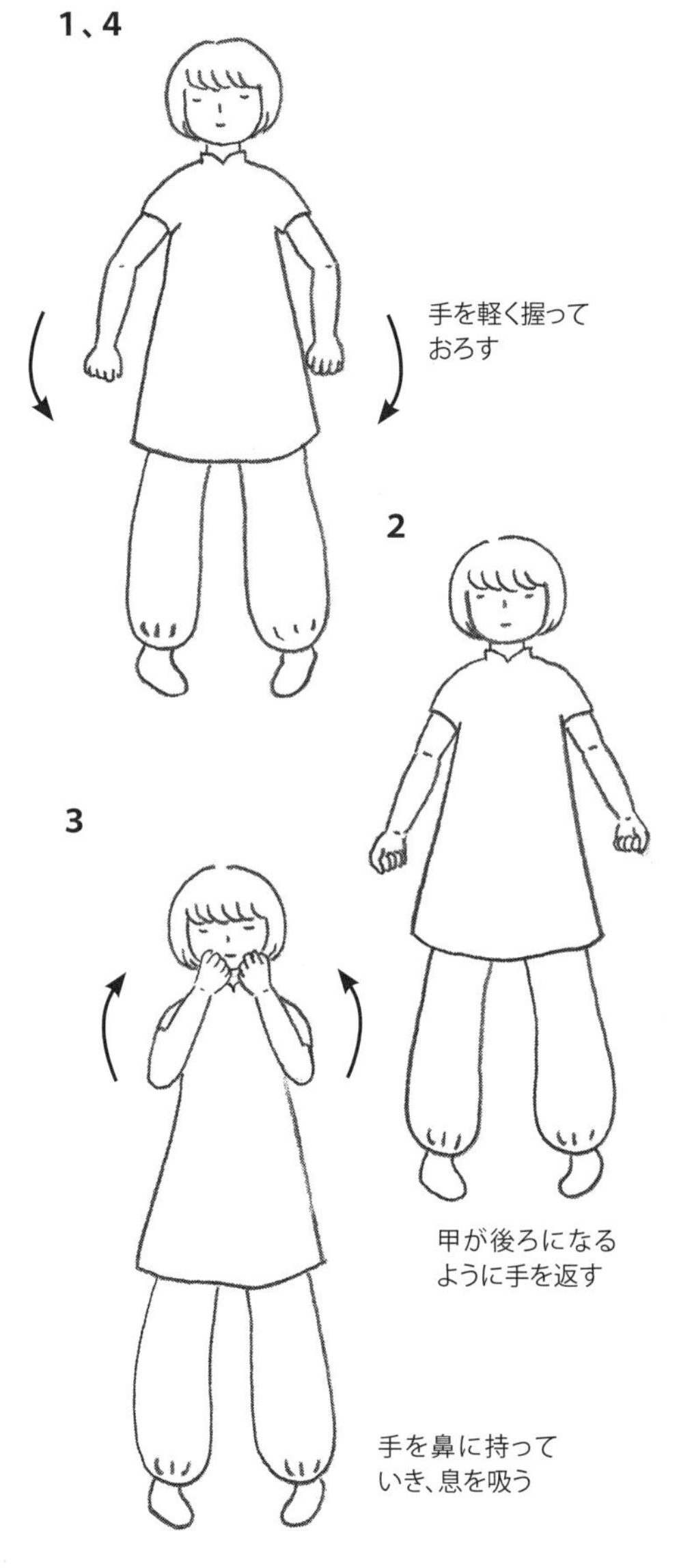

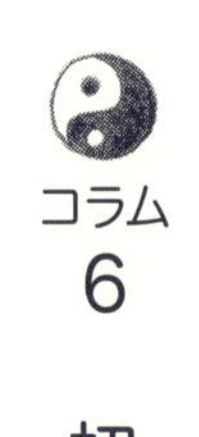

コラム
6

初志貫徹、流されない自分をつくる

「気功の練習をしているとき、途中で宅急便が届いたり、電話がかかってきたりして中断した場合は、続きから再開しても大丈夫ですか？」

こんなご質問をよくいただきます。このような場合、残念ながら、最初からやり直しになります。きちんと最初から最後まで通してやった場合のみ1回と数えます。それはなぜなのでしょうか。

それは、周りの状況や人の都合に左右されずに、自分で決めたことを最後まできちんとやり抜く、そんな力を養う意味が気功にはあるからなのです。

1段、2段、3段は、それぞれ1回につき30分ほどの短い時間です。けれども激流のように忙しい日々を送るなかでは、そのたった30分を確保することでさえ大変に感じると思います。普段、自分がどれだけ周りの状況に左右されて生活しているのかを実感することでしょう。

気功をやろうと思ったなら、それをやり通すために、電話や来客があっても出ない、と決意することが必要です。

必要な電話なら、あとで電話をすれば大丈夫です。必要

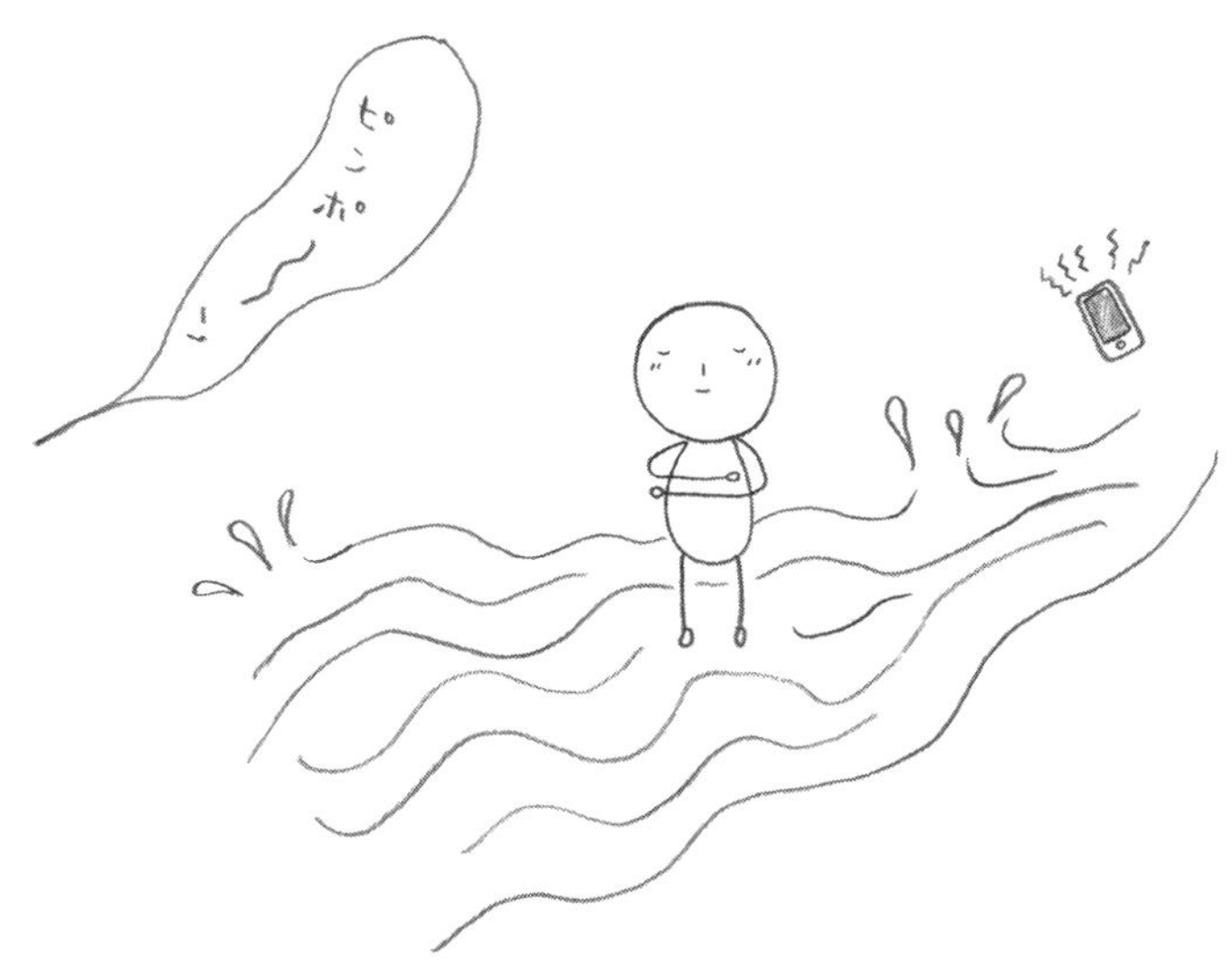

な来客であれば、あとでまた連絡があるでしょう。宅配便は再配達をお願いすれば大丈夫です。自分が今取り組んでいる大切なことを中断するほどのことではないケースがほとんどです。

もちろん、緊急なことがある場合は、このかぎりではありません。気功を中断するときは、収功の動作を行なってから終わります。

忙しいなかでも、毎日気功を30分やることを習慣にしてみてください。そうすることで、人の都合や雑多な物事に左右されず、今大切なものを見据えて、実現していく力が自然に身についていきます。

【4】2段：循環の気功

循環力をアップして心もすっきり

1段60回、終了おめでとうございます。

さあ、その調子で2段「循環の気功」（練習時間：24分）を始めていきましょう。

2段は、循環力の強化です。循環器である心臓の力をアップして、滞りを解消し、血液サラサラ、身体をきれいにしていきます。血液循環が滞っていると、気（エネルギー）も滞り、身体に古い気がたまってしまいます。中医学でいうと、瘀血（おけつ）という、血液ドロドロの状態を引き起こしやすくなります。また、心臓の鼓動が10分止まってしまったら、私たちは命を維持することが難しくなります。そんな大切な心臓のはたらきをよくしていく気功です。

この気功には、面白い効果もあります。中医学においては、心臓と脳は、火星の気（エネルギー）が司っているため、脳の循環力もアップするのです。頭がぼんやりする、緊張感で眠れない、頭の中でいろいろな考えが渦巻く、などの症状が消えていくことがあります。

気功では、心臓と脳は、物質的な心であると考えます。物質としての心臓と脳の循環力を上げると、心の循環力も上がるのです。ですから、2段は、身体だけでなく心の症状にまで作用します。

それから、火星の気が司っている臓器はもう一つあります。それは小腸です。小腸は食べたものの栄養を吸収する大切な臓器で、毛細血管がたくさんあり、血流が盛んです。そのため、小腸がんというのはとても珍しい病気です。

中医学では、心臓にストレスをためてしまうと命にかかわるので、この小腸にストックしていくと考えます。ストレスは、腹で受けて、強力な血流で受け流す、人の身体はそんなふうにできているようです。

仰向けに寝て、自分のお腹を触ってみてください。おへその周りを押してみて、硬くなっていたら、ストレスで小腸が凝っている証拠です。すると、食べたものがうまく消化できずやせてきたり、全身が栄養不足で、あちこち不調が出やすくなります。食べても食べても栄養を吸収できず栄養にならないので、過食しやすくなります。

小腸はまた、下丹田と重なる位置にあります。ここがエネルギー不足だと、いろいろなことが心配になったり焦ったりして、心に余裕がなくなってしまいます。2段の循環の気功は、小腸にたまったストレスもどんどん解消してくれます。ストレス社会の救世主のような気功です。

心身の循環力が上がって、気の巡りがよくなると、気分がすっきりし、よい運も巡ってきやすくなります。ぜひ楽しく取り組んでみてください。

※2段の好転反応について

私の講座に参加される方で意外に多い好転反応は、悪夢を見ることです。夢は潜在意識の表れでもあります。2段の気功をすることで、潜在意識にあったものが表面に出てきて消えていくために、そのようなことが起こるようです。

もし悪夢を見ても、それはかつて頭の中にあったものであり、今はもうない幻想です。1段を終えて、もはや確実に気が強まっていますから、恐れることはありません。「ああ、頭の中にこんなの入ってたんだな。さよなら」と決別してください。

そしてその空いたスペースに、今度は自由に素敵な思いを入れていきましょう。

● 2段：循環の気功（24分）●

1．起勢（きせい）（167ページ）。

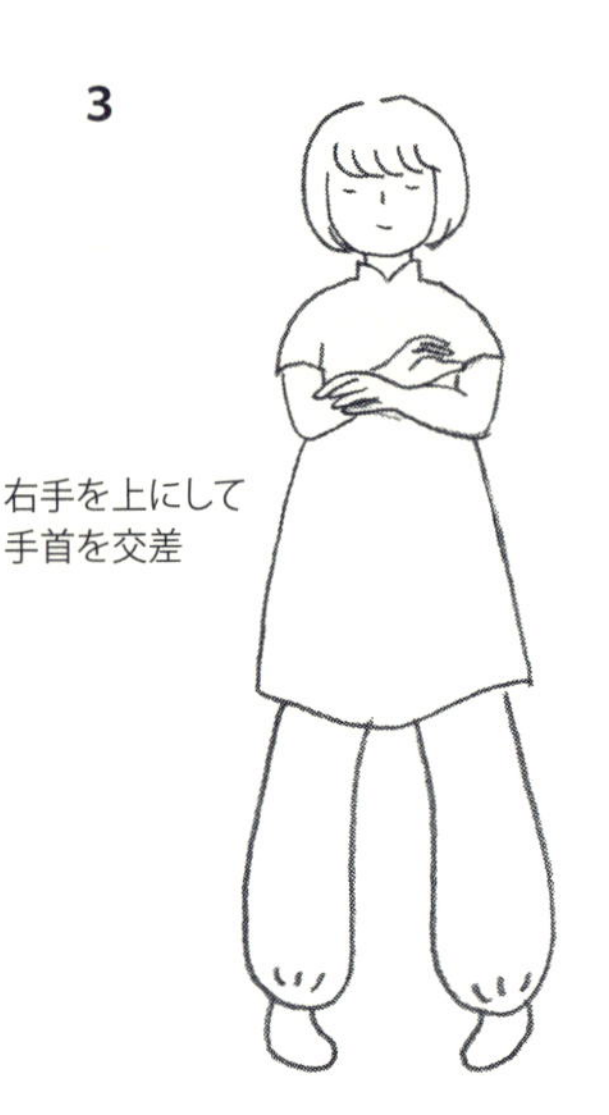

2. 基本姿勢5分。テレビを見ながらでかまいません。

(宇宙の中心の白い光の真ん中に立ちます)。

3. 右手を上にして、左手の手首を交差させます。手のひらは下。

4. 手のひらをその場で返して、上に向けます。

5. 右手の甲と左手の手のひらを重ねます。

4
手のひらを
上に向けて
交差

5
右手の甲と
左手のひらを
重ねる

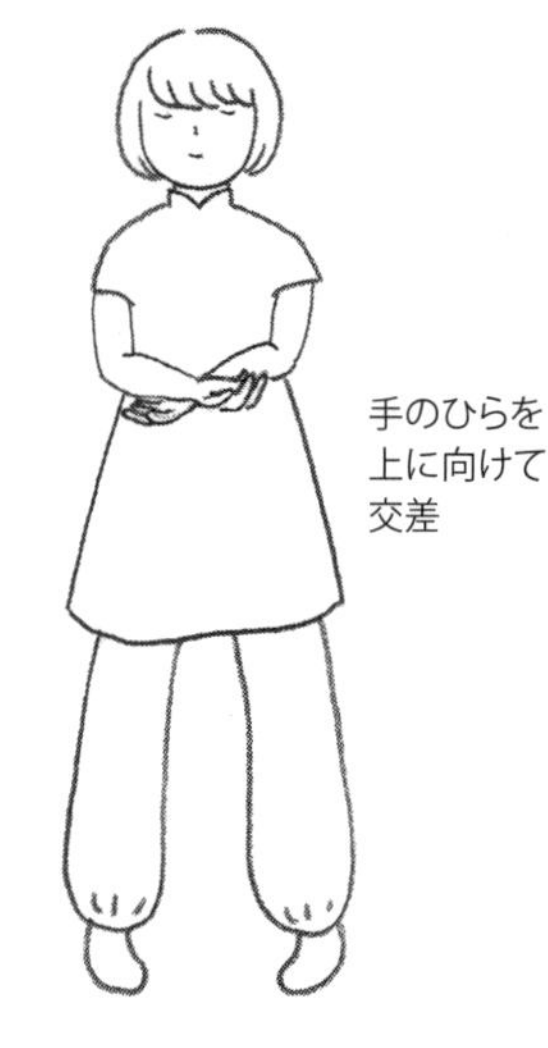

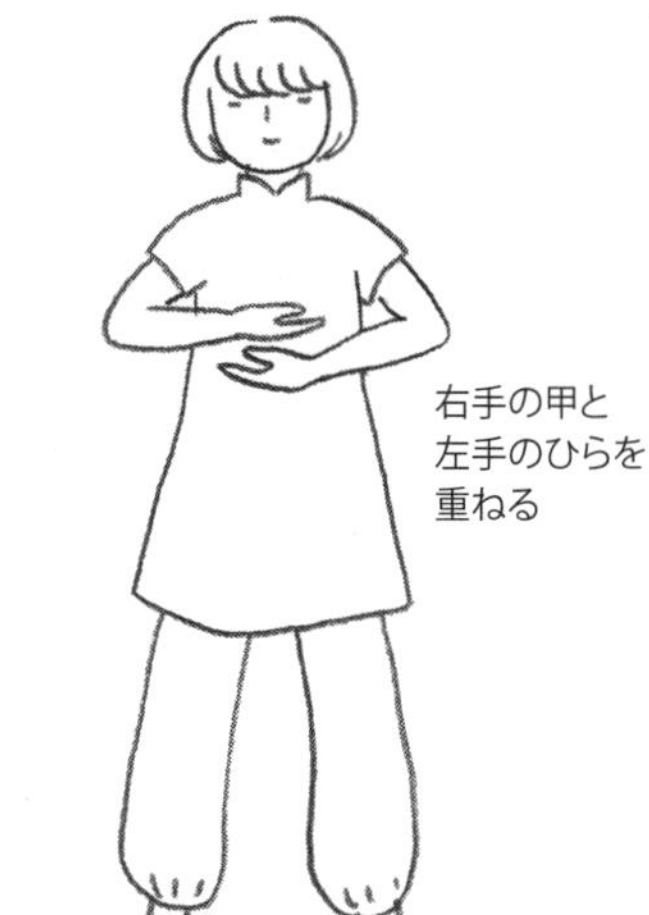

6. 右手を返して、手のひらを下に向けて、両手の労宮を合わせます。このとき両手の間にある気の反発力、磁力のようなものを感じます。

7. 労宮の感覚を大切にして、両手を離していきます。右手は首の下、左手は丹田前で1分。

(両手の労宮の間に白い光の柱ができます)。

8. また両手を近づけて、胸の前で1分。

(近づけてきたときに白い光の柱は腕の中へ、肩まで吸い込まれていきます。その光はワープして尾

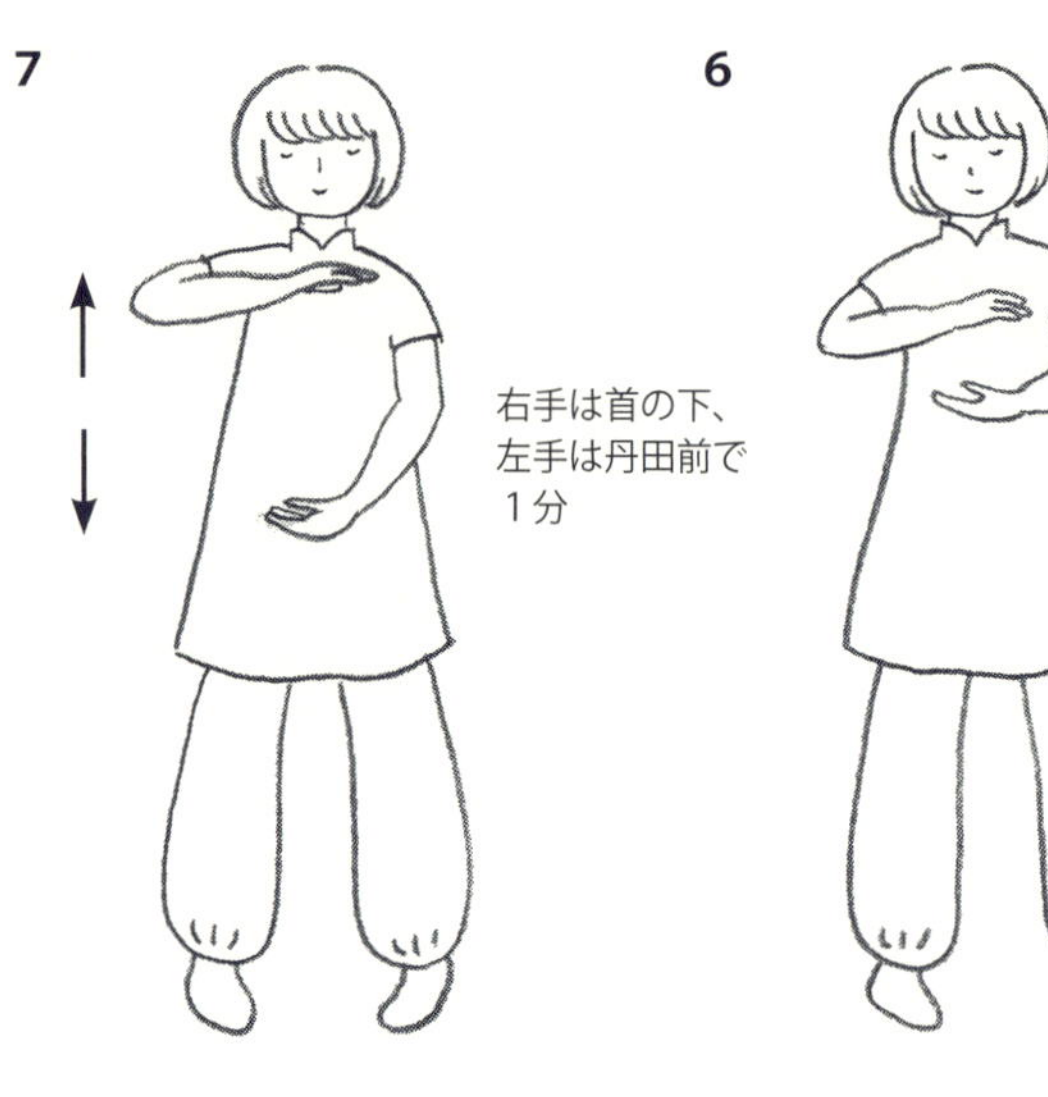

骨から入り頸椎まで入ります。背骨は白く輝き、中の不要なものは黒い煙になって背中から宇宙へと還ります)。

9．7と8の動作をもう一度。(イメージも同じ)。

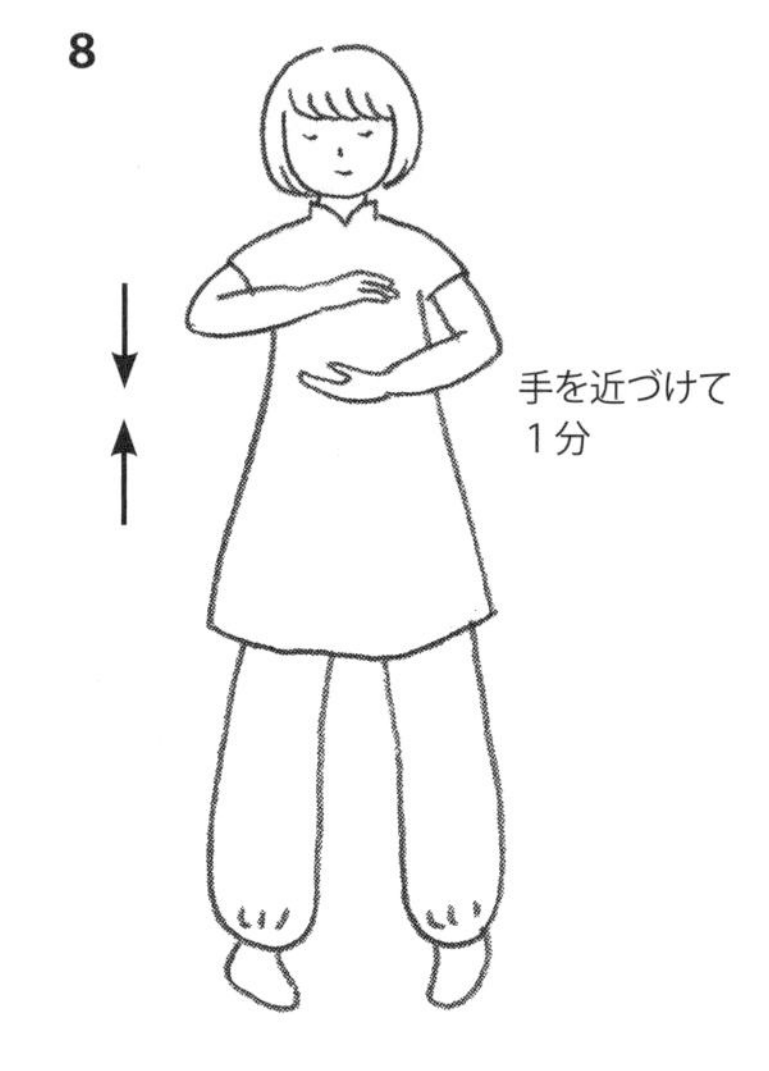

10. 手をほどいて、基本姿勢5分。
11. 3～9を、手を左右反対にして、行う。
(イメージも同じ)。
12. 手をほどいて、基本姿勢5分。
13. 収功(しゅうこう)(169ページ)。

次の表に気功の練習をした日付を記入して、自分の日々の成果を目で確かめましょう。1段と2段を終了すると、生きるのに不可欠の心肺が鍛えられたことになります。ストレスがたまったときなど以外は、もう2段に戻る必要はありません。

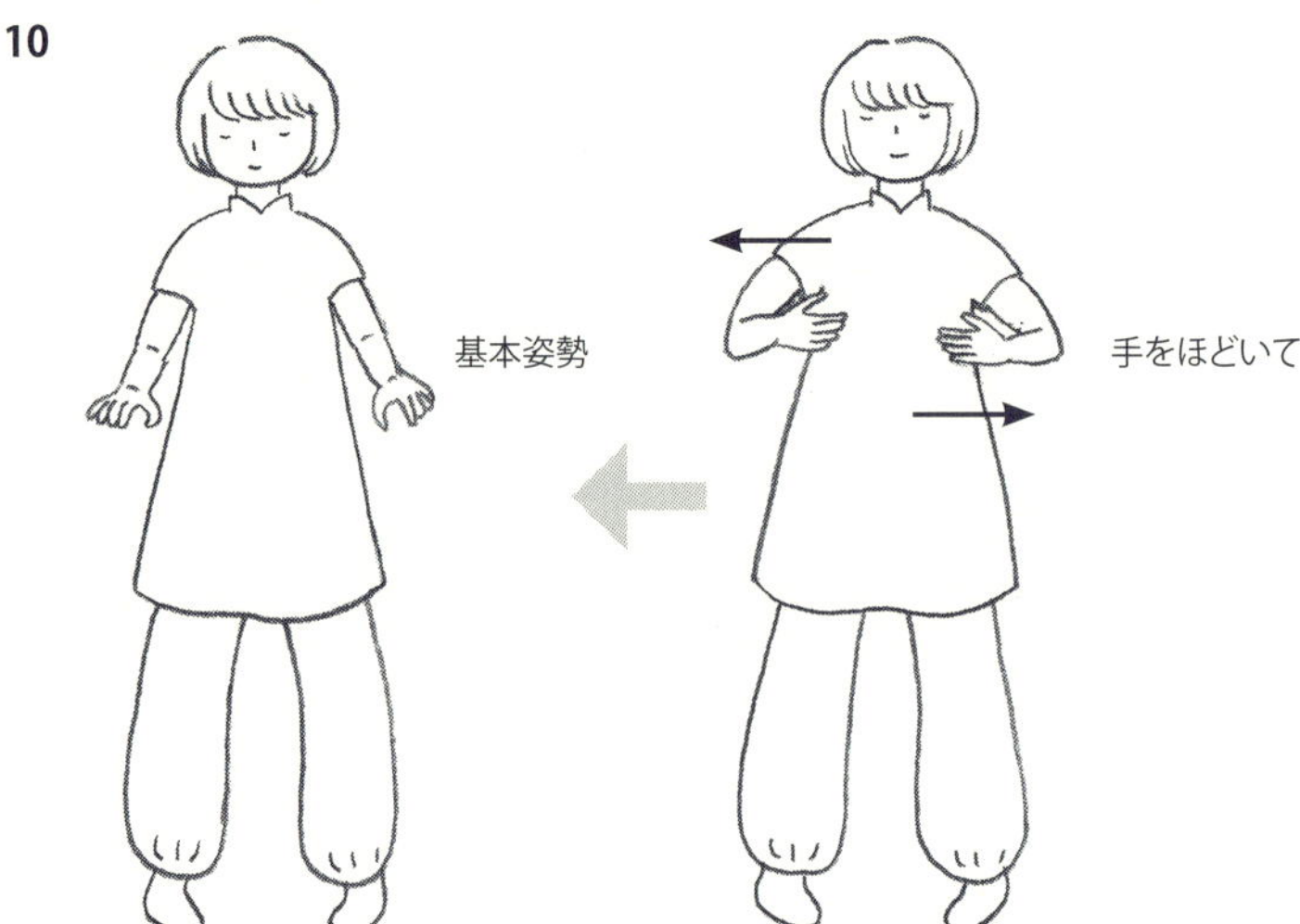

2段：循環の気功						
1	2	3	4	5	6	7
／	／	／	／	／	／	／
8	9	10	11	12	13	14
／	／	／	／	／	／	／
15	16	17	18	19	20	21
／	／	／	／	／	／	／
22	23	24	25	26	27	28
／	／	／	／	／	／	／
29	30	31	32	33	34	35
／	／	／	／	／	／	／

2段：循環の気功						
36	37	38	39	40	41	42
／	／	／	／	／	／	／
43	44	45	46	47	48	49
／	／	／	／	／	／	／
50	51	52	53	54	55	56
／	／	／	／	／	／	／
57	58	59	60			
／	／	／	／	／	／	／

【5】3段：内臓の気功

内臓を宝石のように輝かせる

2段終了、おめでとうございます！　1段、2段、それぞれ60回も実践できた方は本当にすばらしいです。そんな自分をほめてあげましょう！　今日はケーキでも買ってお祝いをしてみてください。何か欲しかったものを自分へのプレゼントとして買ってあげるのもよいです。

さあ、今日から3段「内臓の気功」です（練習時間：30分）。3段を60回やっていただければ、初級気功は終了です。3段は、内臓すべてを磨いていく気功です。

胃が何となく気持ちが悪いとき、「胃を取り出して洗えればいいのになあ」と思ったりしたことはないでしょうか。3段はまさに、そんな気功です。気で内臓を洗っていくことができます。

普段の生活のなかで私たちが自分の内臓を意識するのは、何か不具合があったときか健康診断のときくらいです。私たちの意識はどうしても、よく見える自分の外側の世界へと向きやすいのです。自分の内臓を観てチェックすることは、なかなかないと思います。

この気功では、自分の内臓をＣＴスキャンで見るように詳細に眺めて健康状態をチェックしていきます。自分で毎日チェックすれば、お医者さま任せになることなく、病気が現れる前にもとの元気な状態へと回復させることができます。

３段をとおして、自分の内臓をよく観て感じることをくり返していると、内臓はとても大切な宝物だということを実感します。内臓が気（エネルギー）で満たされ、輝き潤えば、いつしか心に余裕が生まれて、人生も豊かになっていきます。

豊かなエネルギーが満ちた身体、宝石のように輝く内臓を、３段で創造していきましょう。

※3段の好転反応について

3段では、内臓すべてを掃除していきます。好転反応の頻度はそれほど多くありませんが、様々なデトックス様の症状が出ることがあります。湿疹、下痢、風邪症状、発熱、各種炎症、ずっと眠いなど、体質・性質によって様々な反応があります。そのような場合は、気功はしばらく休んでかまいません。なかなか落ち着かない場合は、お医者さまに診てもらいましょう。何でもなければ安心です。

そして回復したら、またぼちぼち始めてください。2段まで続けてこられた方は本当にすばらしいのです。もっと早く進みたい！という気持ちもあると思いますが、焦らなくて大丈夫です。このような体験は、自分の身体の状態を観て、身体の声を聞く、よい練習になります。身体の声をよく聞けることは、自分の健康を一生維持するのに大切な力です。

3段：内臓の気功（30分）

1. 起勢（きせい）（167ページ）。

2. 基本姿勢5分。

（宇宙の中心の白い光の真ん中に立ちます）。

3. 両手の指を向かい合わせて、腕を15秒に1回転の速度で時計回りに10分間まわします。

両手の間は50㎝くらい。身体から手は50㎝くらい離します。

手は、心臓の高さを超えないようにし、手の平は自分の身体に自然に向くようにします。

中心にきた手は、身体の中心を超

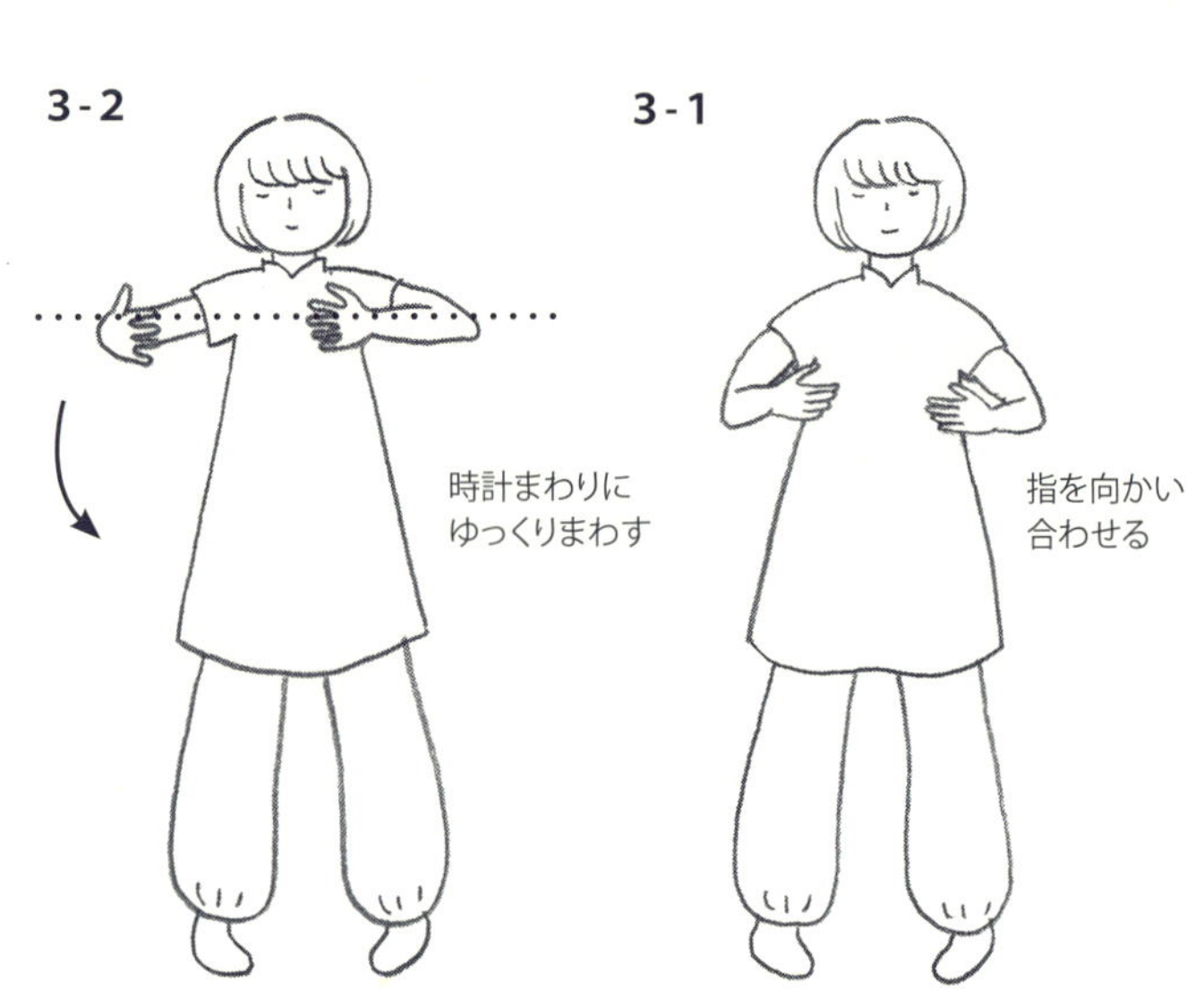

えないように動かします。

（手の甲から吸収した白い光を、手のひらから出して、どんどん内臓に白い光を入れていきます。内臓は白く輝き、どんどん光は強くなります。内臓の熱や冷え、炎症、細菌、ウイルスなどは、黒い煙になって背中から宇宙へと還っていきます。内臓はさらに宝石のように輝き、光に変わっていきます）。

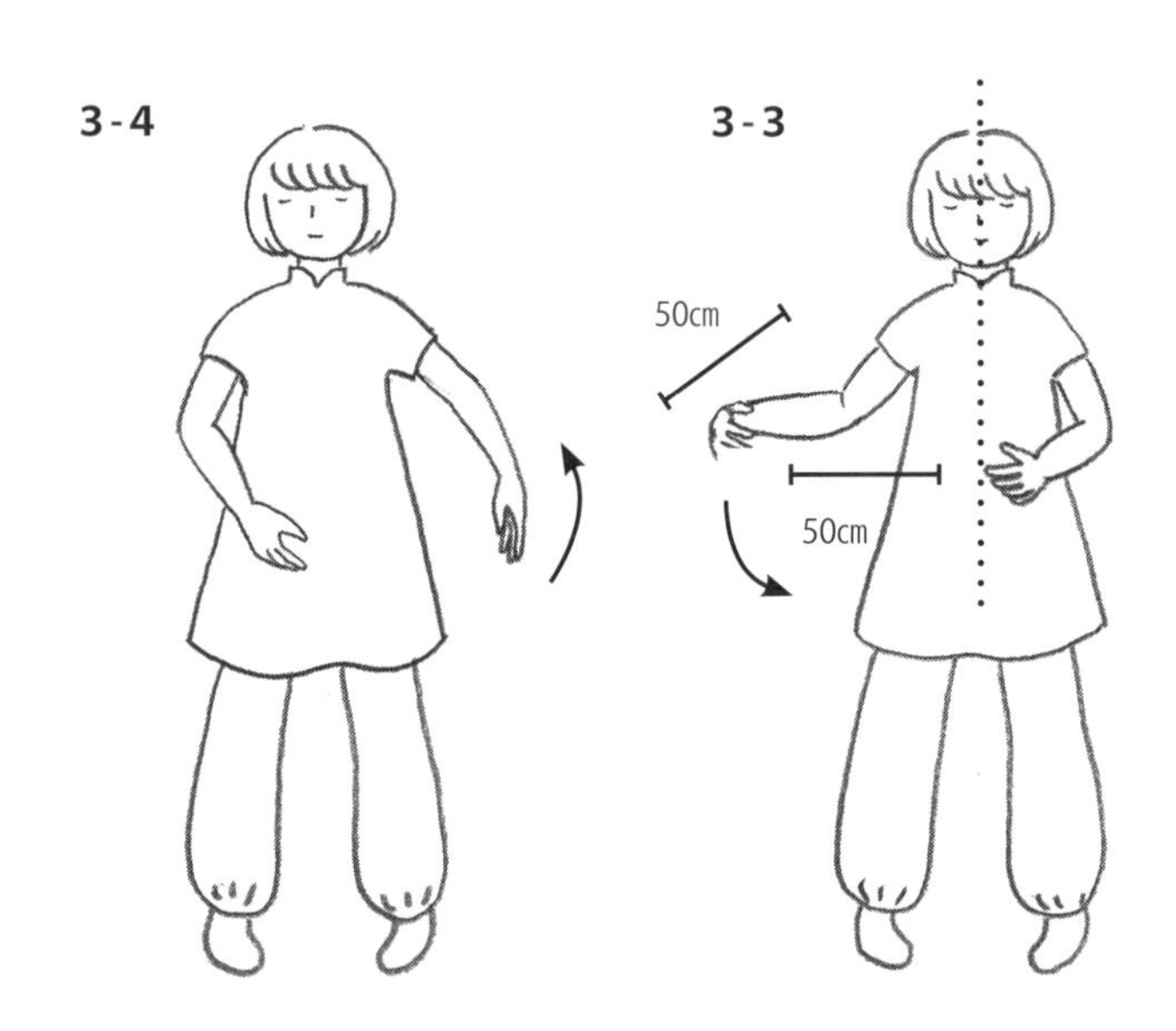

4. 10分間終えたら、左上腹部の膵臓の位置で、3秒ほど停止。
5. 反時計回り方向に10分間まわします。
（イメージは3と同じ）。
6. 終えたら右上腹部の肝臓の場所で、3秒ほど停止。
7. 基本姿勢5分。
8. 収功（しゅうこう）（169ページ）。

次の表に気功の練習をした日付を記入して、自分の日々の成果を目で確かめましょう。60回終了したら、初級気功講座は終了です！

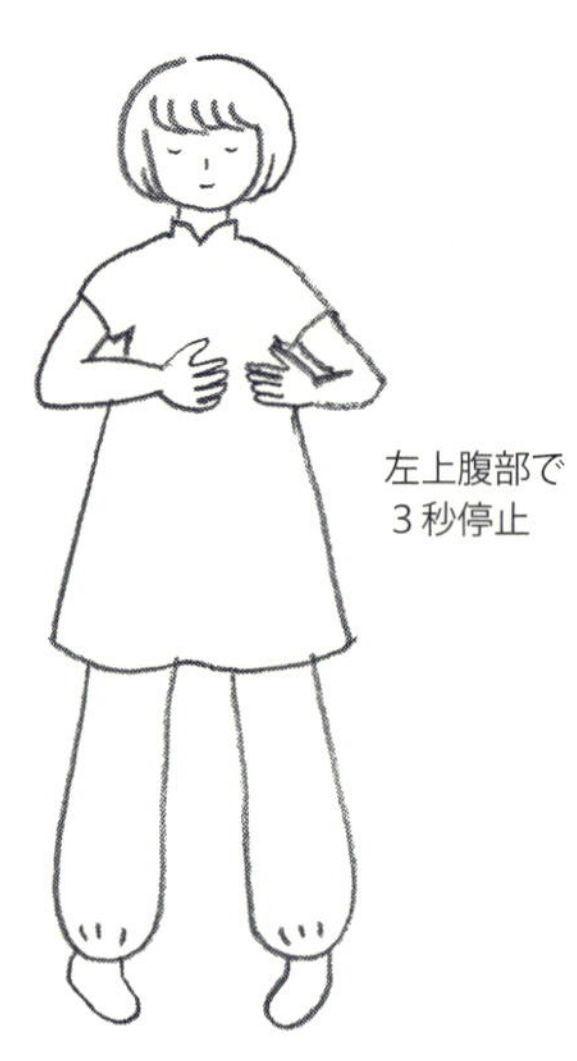
4
左上腹部で
3秒停止

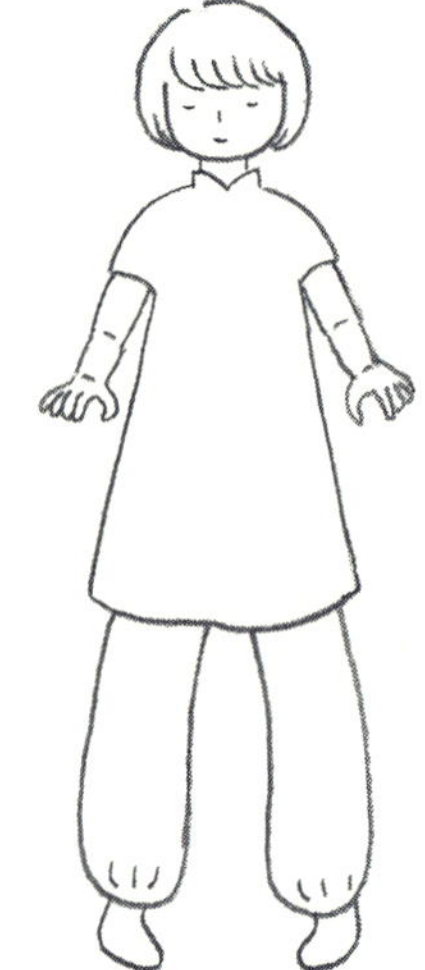
7
基本姿勢

3段：内臓の気功						
1	2	3	4	5	6	7
／	／	／	／	／	／	／
8	9	10	11	12	13	14
／	／	／	／	／	／	／
15	16	17	18	19	20	21
／	／	／	／	／	／	／
22	23	24	25	26	27	28
／	／	／	／	／	／	／
29	30	31	32	33	34	35
／	／	／	／	／	／	／

3段：内臓の気功						
36	37	38	39	40	41	42
／	／	／	／	／	／	／
43	44	45	46	47	48	49
／	／	／	／	／	／	／
50	51	52	53	54	55	56
／	／	／	／	／	／	／
57	58	59	60			
／	／	／	／	／	／	／

【6】ゆったり呼吸法

呼吸法でストレスに強い身体に

私が開催している初級気功講座では、講座の最後に、呼吸法をゆったり座って行います。余裕があればぜひ基本姿勢や各段の練習の最後にやってみてください(8〜18分)。

慢性的にストレスにさらされていたり、緊張したりすると、胸やお腹が硬くなり、呼吸は気づかないうちに速く浅くなります。そうすると身体のすみずみまで酸素が行き渡らず、様々な不調の原因になります。呼吸法では、バランスが崩れてしまった呼吸をもとのゆったりとした状態にしていきます。

寝る前にお布団の中でゆったり行うとリラックス効果が高まりますし、時間のない方でも無理なくやっていただくことができます。明日への元気の回復力が変わってきます。

呼吸法は気功以外でもたくさんの方法があり、西洋医学のお医者さまも推奨しています。腹式呼吸は、お腹をへこませたり、ふくらませたりするので、内臓を自然にマッサージするような状態となり、血流や代謝を促します。自律神経のバランスも整って、リラックス状態に入ります。これだけでも十分健康によいのですが、さらにここでは気功的な要素を加えて、ストレスに強い身体づくりをめざします。

ストレスに対する耐性は、人によって異なります。同じストレスでも大変なダメージを受けてしまう方、少しのダメージですむ方、ストレスがあったことに気がつかない方など、様々です。

なかなかストレスを減らせないような場合、気功をしてよい気（エネルギー）

を増やすだけでも、耐性をつけることはできます。あわせて、歩くとき、会社での長い会議中、電車の中、寝る前など、普段やっていることに呼吸法をプラスします。すると自然と習慣になり、ストレスに強い身体へと変わっていきます。練習を重ねて身体で覚えていきましょう。そうしているうちに、いつしか以前と同じ環境であっても、力を抜いて楽に過ごせていることに気づくはずです。

ゆったり呼吸法（8～18分）

1. ゆったり楽な姿勢で、肩の余計な力は抜いて、リラックスして座り、ひざの上に手を置いて、手のひらは上に向けます。
(宇宙の中心の白い光の真ん中に座ります)。
2. 舌は上顎につけて目をつむります。

1、2

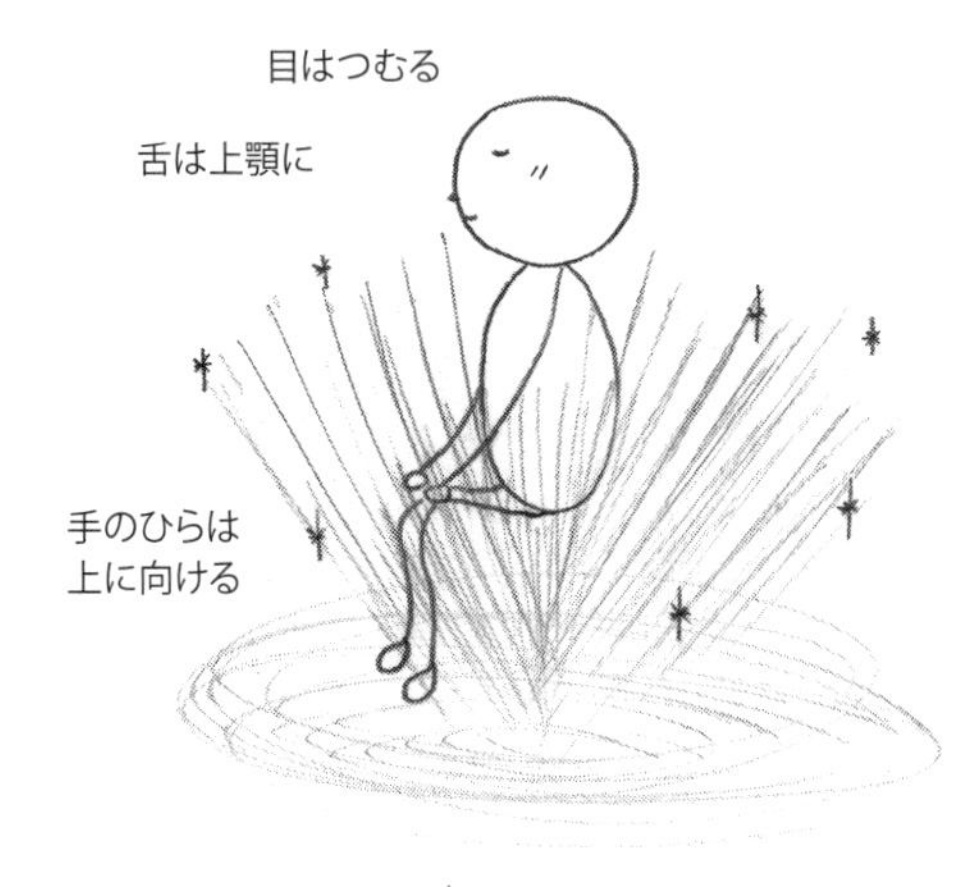

3．お腹をひっこめて、邪気を口から息と一緒に吐き出します。
（吐き出した邪気は黒い煙になって、宇宙へと消えていきます）。
4．お腹をふくらませて、よい気ゆっくりと、お腹いっぱいに吸い込みます。苦しくなるほど吸い込むと逆効果です。3秒くらいかけてリラックスして吸い込みます。
（お腹に白い光をいっぱいに吸い込みます。自分のお腹は白く輝いていきます）。
5．お腹をへこませて、会陰（えいん）（肛門の前）を引き上げながら、ゆっくりと息を吐きます。

3

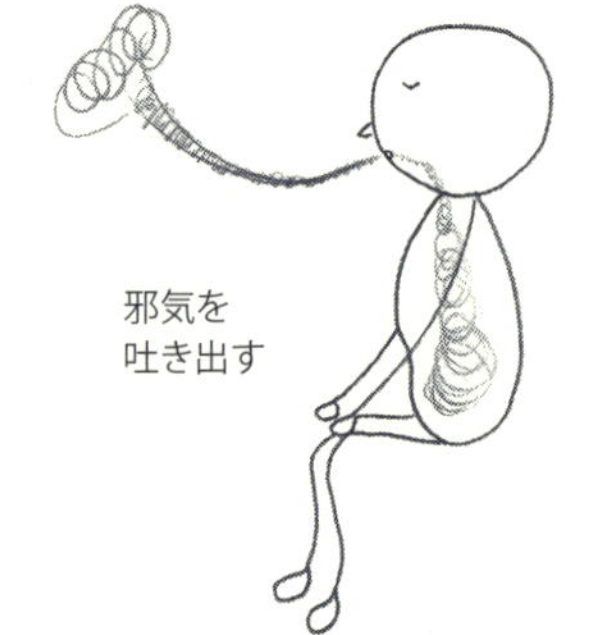

4

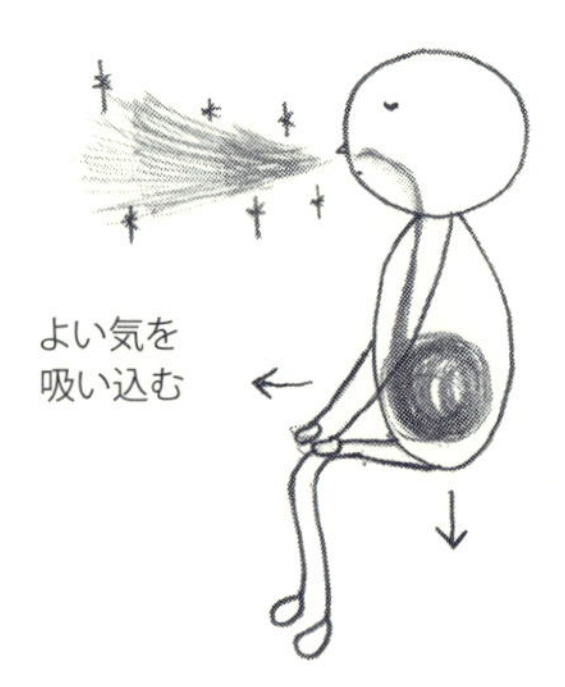

このとき、おへその下に、先ほど吸い込んだよい気を3㎜くらいに凝縮して、ぎゅっと押し込むイメージを持ちます。

(お腹に吸い込んだいっぱいの白い光を3㎜くらいに凝縮すると、強い光を放って星のように輝きます。その星をお腹の奥へと大切にしまいます)。

6. もう一度、お腹をふくらませてよい気をゆっくり吸い込みます。会陰はそれに合わせてリラックスした感じになります。

(お腹に白い光をいっぱいに吸い込みます。自分のお腹は白く輝いています)。

7. 5~15分くらい、5、6をくり返します。

8. 自然呼吸に戻して、会陰はリラックスしていながら、くっと引き上げたまま、肩の力は抜きます。この姿勢を日常的にとれるようにすると、ストレスに強く

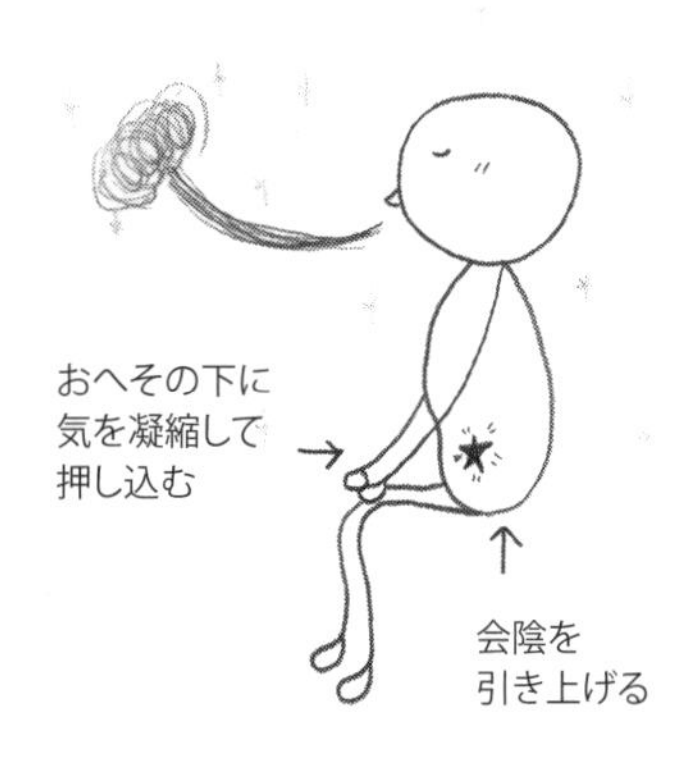

なります。3分くらいそのままで。

9. ゆっくり深呼吸して目を開けます。

※就寝時に行う場合は、仰向けになって、お腹に手をのせてゆっくりと呼吸します。
そのまま自然に眠ってしまって大丈夫です。

★ ☆ ★ ☆ ★ ☆

おすすめの練習プログラム

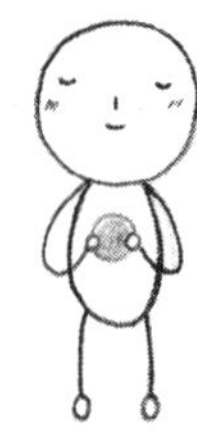
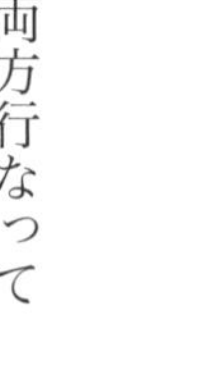

〈ゆったり時間のある方は〉

①まず、揺法、震法を行います。どちらか一方でも、両方行なってもよいです。

②基本姿勢、1段、2段、3段を、自分の段階に応じて練習します。

③呼吸法を行います。

★ ☆ ★ ☆ ★ ☆

④願いごとがある方は、このあとご紹介する「北斗七星の気功」（198ページ）もやってみましょう。

★☆★☆★☆★☆★☆★☆

〈忙しい方は〉

①基本姿勢、1段、2段、3段を自分の段階に応じて練習します。

②就寝時に布団の中で呼吸法を行います。

③願いごとがある方は、通勤電車の中などで北斗七星の気功を行います。

〈立っているのが辛い方は〉

①基本姿勢を、第1週目は1分、第2週目は2分、第3週目は3分…と1週間ごとに1分ずつ増やしていきます。20週（5ヶ月）で、20分立てるようになります。

②就寝時に呼吸法をしてみることもおすすめします。

★☆★☆★☆★☆★☆★☆

【7】北斗七星の気功

心の使い方を知って、願いごとを叶える

気功には、実は、願望を実現するための気功があります。それ欲を抱いてはいけないのでは?と思う方もいらっしゃるかもしれません。それは立派なようですが、それもひとつの欲であり、願望であるといえます。願望も何もない状態、無念無想に到達するには、実はよい願望を持ち続けることがとても大切な前提になるのです。

よい願望をくり返し持ち続けることはなかなか大変です。そうすることができれば、人生はよい方向にいくと頭ではわかってはいても、実際どうしたらいいのか、どのように心や意識を使えばいいのか、学校などではその具体的な技術を教

わる機会はありませんでした。けれども、その技術が気功にあります。それが「北斗七星の気功」です。

この気功には、願望を実現するための秘密がたくさん隠されています。人間の意識は大変に強力なエネルギーです。その取り扱い方を教えてくれる気功で、よいイメージの「くり返しの力」を鍛える技術です。マスターして、自分の意識の力を最大限に利用して、願望を実現していきましょう。

自分の願いは、叶うまで変えないほうが、エネルギーが集中して叶いやすくなります。潜在意識にその願いの情報を保存して、サイズを大きくすることが大切だからです。

それから、この気功法は、クヨクヨ考えてしまう方、考えが散漫でうまくまとまらない方、忙しくて自分を見失いがちの現代人、マイナスの考えのスパイラルに入ってしまい抜けられない方などに、最適な心の処方箋です。頭にマイナスの考えが浮かんだら、すぐこの北斗七星の気功をやってみてください。最初は大変かもしれませんが、くり返すうちに、幸せな願いの情報が潜在意識にしっかり入って力を持ち、プラスのエネルギースパイラルの回路ができてきます。

「北斗七星の気功」はとても簡単です（10分程度）。電車の中で座っていてもできますし、朝、神棚や仏様に手を合わせる習慣のある方なら、そのときに一緒にやってみてもよいでしょう。就寝前もおすすめです。

実際にやってみて、自分の心、意識を使って、願望を実現すること。心から感動して、嬉しさを実感すること。そのくり返しが何より大切です。ぜひ日頃の自分の習慣に合わせて取り入れて、どんどん願望を実現させていってください。

「北斗七星の気功」のやり方について、まずは詳しい解説を交えながらご紹介します。最後に手順をわかりやすくまとめたものを掲載していますので、慣れてきたらそれを見ながらやってみてください。

北斗七星の気功（10分）

◎自分は今、宇宙にいて、北斗七星が自分の足元に輝き、白銀の光の壮大な世界が広がっているイメージを持ちます。そして、その北斗七星の1番目の星の上に立っていると想像します。

世界各地の文化、宗教に「北斗七星信仰」というものがあり、北斗七星は、大変強力なパワーがあると信じられています。その強力なエネルギーが、なんと今、自分の足元にあり、その白銀の目もくらむばかりの美しい光を自分が浴びているのです。その美しさ、まぶしさ、透明感、清涼感、雪のような冷たさを、全身で、あらゆる感覚を開いて感じます。

そして、そのエネルギーを自分の身体の中に吸収します。自分の身体は北斗七星の光で満ちて、まぶしいほどに輝いていきます。北斗七星の光、力と一体になったら、心、意識の力を最大限に使って、願いを一つ一つ願っていきます。

1．北斗七星の1番目の星の上に立って、そのエネルギーを吸収しながら願い、「宇宙の平和」を心の中で唱えます。宇宙の平和がピンとこない方は、地球や世界の平和でも大丈夫です。

すぐにでも自分の願いごとをしたいのに！と思うのも無理はないのですが、ここに大切な自然の法則が隠れています。

実は、宇宙のバランスが崩れて、宇宙が平和でなくなってしまったら、宇宙がなくなってしまったら、私たちは宇宙の一構成員、宇宙の一部ですから、一緒になくなってしまいます。もちろん大切な願望もろともです。地球がなくなってしまっても同じ。世界がなくなってしまっても同じです。

ですから、自分の願望を叶えるのに何より大切なのは、宇宙の平和、地球の平和。世界の平和なのです。それは自分のことをお願いしているのと同じです。どうか心をこめて、自分の強力なエネルギーである意識を集中して、宇宙の平和をお願いしてください。

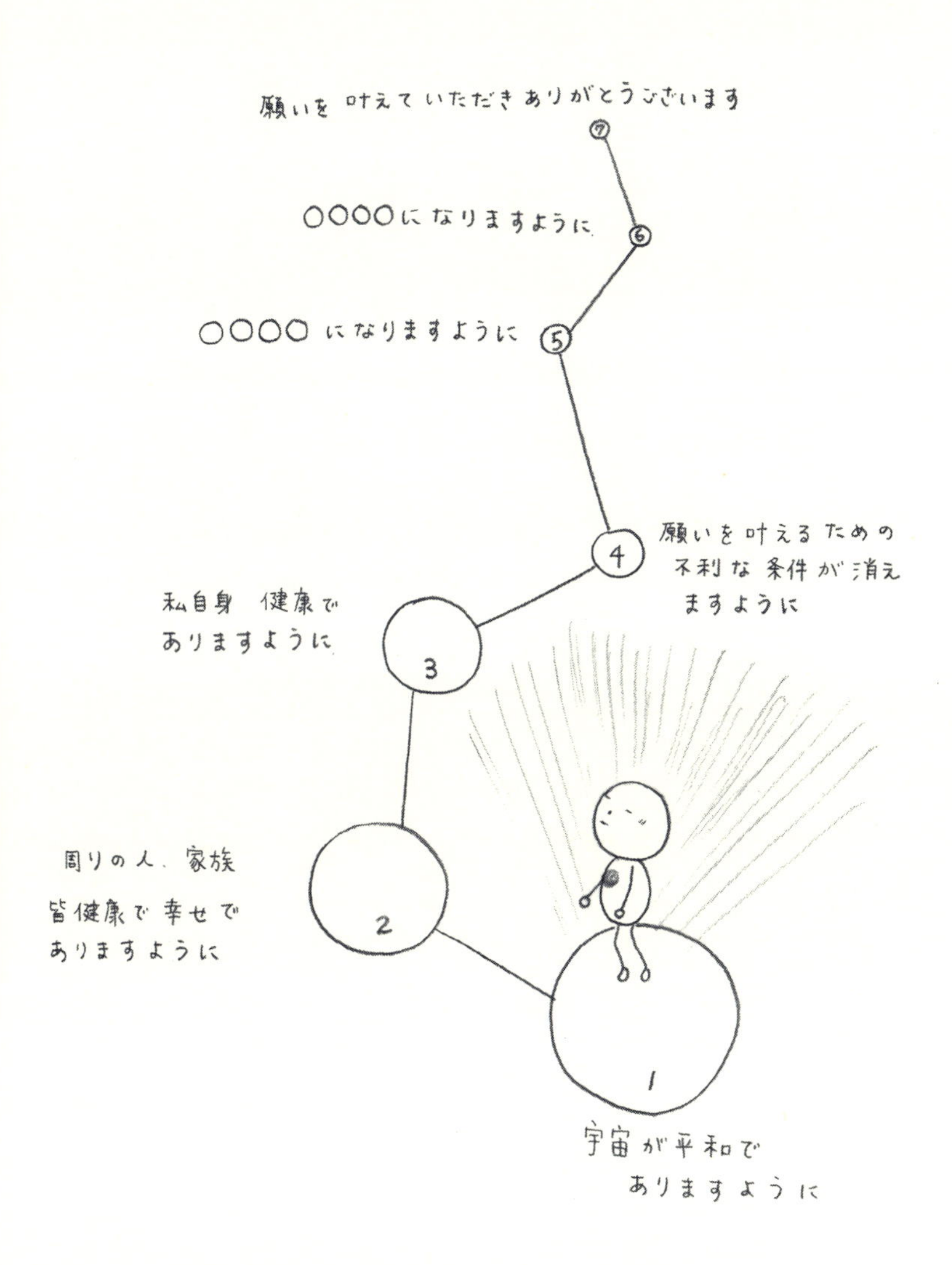
願いを 叶えて いただき ありがとうございます
⑦
○○○○ に なりますように
⑥
○○○○ に なりますように
⑤
願いを 叶える ための
不利な 条件 が 消え
ますように
4
私自身 健康で
ありますように
3
周りの人、家族
皆健康で 幸せ で
ありますように
2
1
宇宙が平和で
ありますように

★1番目の星での願い：宇宙が平和でありますように。

＊願いは自分の言葉に置き換えてかまいません。そのような主旨のことを願ってください。これは、以下の星の願いごとについてもすべて同じです。

2. 次に、北斗七星の2番目の星に移動したとイメージし、そのエネルギーを1の要領でいっぱいに吸収します。光に包まれて願いごとをします。けれども残念ながら、まだ自分の願いごとをすることはできません。ここでの願いは「自分の周りの人、家族の平和」です。

どんなに自分だけ絶好調で、鼻歌を歌いながらご機嫌で家に帰っても、ドアを開けたとたんに家族が不機嫌だったり、病気だったりしたら、いっぺんにご機嫌はふっとんでいってしまいます。

会社も同じです。どんなに朝さわやかな気分で会社に行っても、上司が不機嫌で同僚ともめていたりしたら、さわやかさなどあっというまに消えてしまいます。自分の幸せのためには、周りの人の幸せは何より大切です。心をこめて、自分の強力なエネルギーである意識を集中して自分の周りの人の幸せを願ってください。

★2番目の星での願い：私の周りの人、家族、皆が健康で幸せでありますように。

3. 次に、北斗七星の3番目の星に移動したとイメージし、そのエネルギーを1の要領で、たっぷりと吸収します。自分はどんどん輝きを増していきます。その美しい白銀の光とともに、願いごとをします。ここでの願いも決まっています。が、ようやく自分のための願いごとをすることができます。それは、「自分の健康」です。

ええ!? お金持ちになりたい! 美人になりたい!って願いたかったのに。頭がよくなりますように!って願いたかったのに…いろいろ願望があるとは思うのですが、よく考えてみると、どんなにお金持ちになっても、健康でなければ、お金を楽しく使うことができません。健康であったうえで、楽しいことや人が喜ぶことにお金を使ったほうが、より楽しいと思います。

美人でも、寝込むことが多くて外出できなければ、その美しさで人を魅了する機会は少なくなってしまいます。頭がよくても健康でなければ、頭のよさを発揮する機会は減ってしまいます。健康は、自分の能力を発揮するために最大のベースになるもの。自分が最初に願うべき、重要事項なのです。

そして、自分が健康で元気ならば、周りの人もとても安心です。自分が健康ならば、周りの人が元気で健康でいられるよう手助けすることができます。どうか心をこめて、意識を集中して、自分の健康を願ってください。

★3番目の星での願い：私自身、健康でありますように。

4．次に北斗七星の4番目の星に移動したとイメージし、そのエネルギーを1の要領で吸収します。自分はますます美しく輝いていきます。4番目の星には「自分の願いを叶えるための壁になるもの、邪魔になっているものが消えてなくなること」を願います。

これは、願いを叶えるための基礎になるとても大切な願いです。これをお伝えすると、必ずいただく質問があります。「たとえば恋のライバルや、嫌いな上司が消えますように、と願ってもいいのですか？」という質問です。

実は、ここで願うのはそういった外部の条件についてではなく、自分の中にある不利な条件、悪い気（エネルギー）が消えてなくなるように願うものなのです。願いが叶わない条件や気は自分の中にある、と考えるのです。

たとえば「よい仕事が見つかりますように」とお願いしていながら、実は全然仕事を探そうとしていなかったり、どんな仕事だって結局つまんないしと思っていたり。また、「素敵な結婚相手がみつかりますように」と願っていても、どうせ私なんか、もう何やってもだめ、という思いが強く同居していることがあります。けれども、そのマイナスのエネルギーは、普通は自分ではよくわからないものなのです。願いが叶わない原因が自分でわかったならば、その部分を直して、願いを叶えることができるはずです。

ですからここでの願いは、「願いを叶えるために、自分の中にあるよくない条件、気（エネルギー）に気づかせてください、そしてなくしていくことができますように」とお願いしていると捉えることもできます。

どうか心をこめて、自分の強力なエネルギーである意識を集中して、願いを叶えるために大切なことを願ってください。

★4番目の星での願い：願いを叶えるための不利な条件がすべて消えますように。

5．次に、北斗七星の5番目の星に移動したとイメージし、その星のエネルギーを1の要領で、吸収します。すると、ますます明るく輝く自分になっていきます。さあ、その輝く自分で、いよいよ「自分の願いごとを自由に」することができます。

本当にその願いが叶ったらワクワクするようなこと、叶ったら幸せだなあ、素敵だなあと思うことなど、自由に思いを馳せて何でも願ってみてください。

誰に発表するわけでもありません。心の中でしっかり願うだけですから、恥ずかしいことは何もありません。壮大なもの、小さなお願い、何でもいいのです。誰かの願いと比べることはありません。自分の大切なお願いを心からしてみてください。

まだ飛行機などない時代、空を飛ぶことができますように、という願いは、たくさんの人に笑われたかもしれません。けれども、今は当たり前に皆が飛行機に乗って移動します。現実化しています。誰かが「空を飛ぶ乗り物をつくろう！空を飛ぶんだ！」と思って、研究、努力をしなければ、飛行機はこの世界に現実化することはなかったでしょう。

人の意識は、物事を現実化する力を持っています。それは、意識というものが大変に強力なエネルギーだからにほかなりません。どうか心をこめて、自分の強力なエネルギーである意識を集中して、自由にワクワクする願いを願ってみてください。

★5番目の星での願い：○○○○○○○○になりますように。

6．次に北斗七星の6番目の星に移動したとイメージし、そのエネルギーを1の要領で、吸収します。ますます輝く自分で、さあもうひとつ自由に「自分の願いごと」をしてみてください。

願いごとが何もない、思いつかない、そんな方もいます。嫌なことはわかるけれど、やりたいこととか、楽しいことが何もない、という方が増えています。もし何も思いつかなかったら、子どものときの自分を思い出してみるのもひとつの手段です。もし小さい頃に描いた絵などがあれば、それを見てみると、自分の中に眠っていた何かを発見できることがあります。

心の中で願うだけですから、周囲の人に遠慮することはありません。世間体を気にする必要もありません。常識など関係ないのです。子どものように、自由に願ってみてください。心がどこまでも明るくなるような、抜けるような青空を感じるような幸せな願いごと。どうか心をこめて、自分の強力なエネルギーである意識を集中して願ってみてください。

★6番目の星での願い　○○○○○○○○○になりますように。

7．次に北斗七星の7番目の星に移動したとイメージし、その星のエネルギーを1の要領で、吸収します。願いが叶う北斗七星のエネルギーに満ちた自分。気（エネルギー）は、すでに願いは叶う方向へと確実に進んでいます。ですから、北斗七星最後の星では「ありありと願いが叶った情景を脳裏にイメージ」して、さらに「お礼」をします。

願いが叶ったシーンが、映画を見ているように浮かんできたら、そして、自然に感謝の気持ちが溢れ出てきたら、この北斗七星の気功は大成功です。

願いが叶った情景や幸せな気持ちをありありと感じながら、喜びをかみしめます。嬉しくて涙がこみ上げてくるかもしれません。自分の未来の時間のなかで、すでに願いは叶いました。嬉しさのなかで、心をこめて、自分の強力なエネルギーである意識を集中して、北斗七星へのお礼をしましょう。

★7番目の星でのお礼：私の願いを叶えていただき、ありがとうございます。

●以上、1~7までを1セットとして、1日に9回くり返します。まず1週間続けてみてください。小さな願いごとならば、それで叶っていきます。

●さらにそれを49日間続けます。さらに自分の願いが叶っていく体験をしてみてください。

●集中して9回くり返す時間がある方は、ぜひそうしてみてください。忙しい方は、すき間時間を上手に利用して、やり続けてみてください。たとえば朝の通勤電車の中で3回。昼は職場で昼寝をしているふりをして3回。夜は帰りの通勤電車の中で3回。または、寝る前でもよいでしょう。

自分の願いを明確にして、ひたすら信じて、願い続ける。前向きで明るい、楽しい思いを抱き続ける。これが自分の心と身体の健康に、人生に、どれだけプラスになるかは、ぜひご自身で願いが叶う体験をして確かめてみてください。自分の意識の力を感じて、信頼して、幸せを謳歌していただけることを切に願っています。

「北斗七星の気功」やり方

北斗七星の7つの星一つ一つの気（エネルギー）を吸収しながら、各星で願いごとをします。7番目の星で、願いごとが叶ったことをありありと感じ、想像することがとても大切です。そしてそのお礼も忘れずに。

★1番目の星での願い：宇宙が平和でありますように。
★2番目の星での願い：私の周りの人、家族、皆健康で幸せでありますように。
★3番目の星での願い：私自身、健康でありますように。
★4番目の星での願い：願いを叶えるための不利な条件がすべて消えますように
★5番目の星での願い：○○○○○○○になりますように。

★6番目の星での願い：○○○○○○○○○になりますように。

★7番目の星でのお礼：私の願いを叶えていただき、ありがとうございます。

これを1日9回。まず1週間続けます。願いが叶う実感があったら、さらに、49日間にわたってくり返します。願いごとは、49日間変えないほうが現実化しやすくなります。

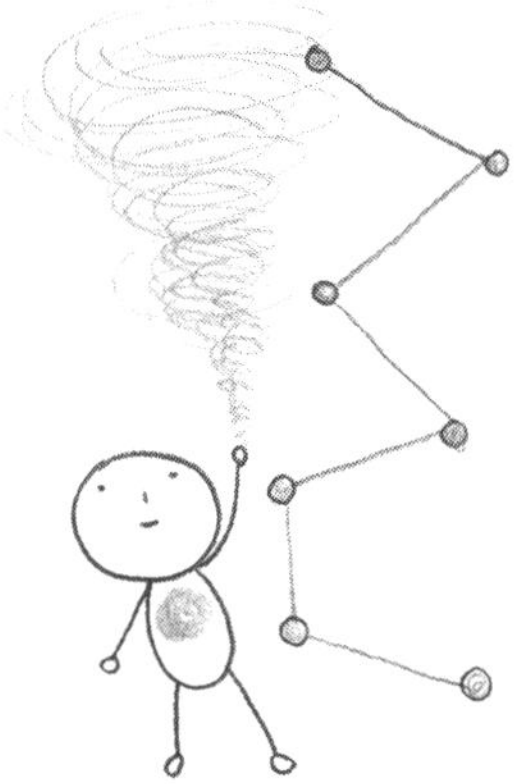

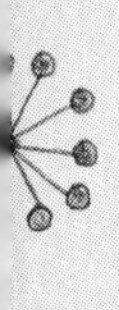
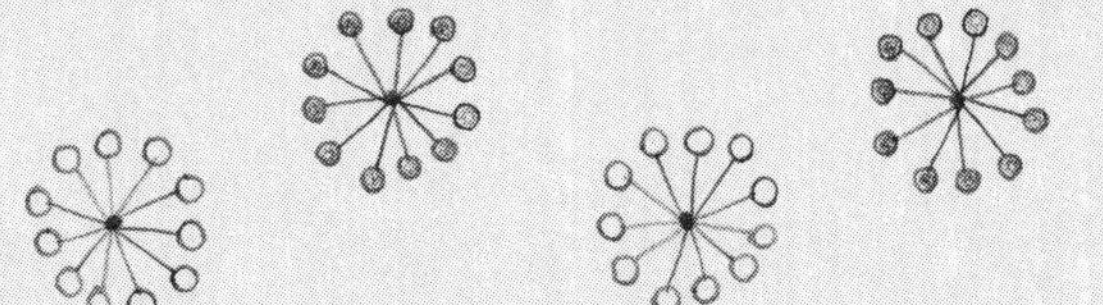
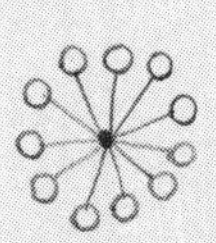
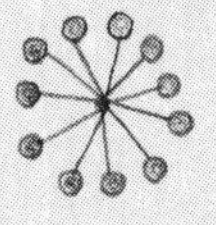
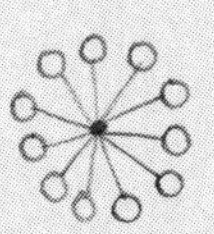
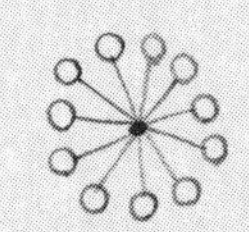

第７章

〜気功で変わるとは〜

輝く本来の自分に還る

本来の自分は、美しい自分

気功では、
自分の癖や邪気を
手放していくことが
大切とされています。
すると、本当の自分らしさが
立ち上がります。
それは、とても美しい自分であり、
本来の自分です。

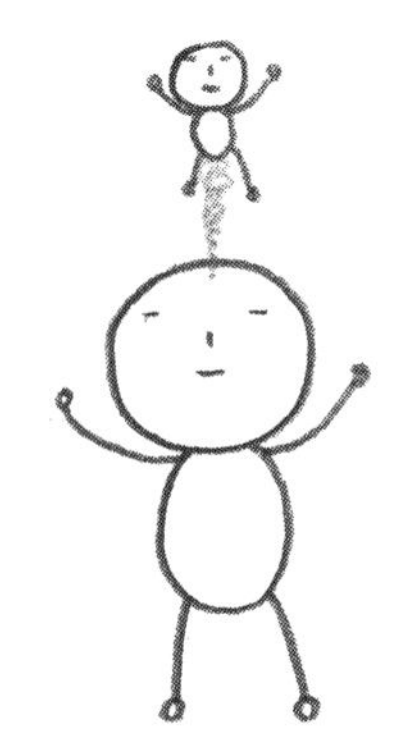

1．自分の癖や邪気を手放すこと

全身の細胞が入れ替わる3年が目安

癖や邪気は、誰にでもあります。そんなことをいうと、驚いたり恐くなったりするかもしれませんが、私たちが身体を持って生きているかぎり、必ずついて回るものです。

気功を始めた方から、「邪気はいつなくなりますか？」と聞かれることがよくありますが、私は「一生なくなることはありません」とお答えします。きれいな部屋をずっと使わず閉め切っていても、ほこりは積もります。これは形あるものの宿命ともいえるでしょう。

私たちは、日々ご飯を食べて栄養を吸収しますが、それと同時に、身体にたまっていく老廃物を排出していきます。身体には常に老廃物があります。どんな美人でも同じです。

老廃物を速やかに身体の外に出せばいつも健康でいられるように、邪気についても、気功で循環をよくしてため込まないことが大切です。そうすれば、邪気を必要以上に恐れることはありません。

気功の練習を重ねていくと、今まで気にしていなかった自分の身体や心の癖に気がつくようになります。

これは部屋の掃除と似ています。ゴミ屋敷のような状態が当たり前になっていると、ゴミをゴミと認識することができなくなっています。それが日常の風景と認識しているためです。けれども、ふさがっていた窓を少し開けて、光が入るようになると、ゴミやほこりが目について、部屋がとても汚いことに気がつきます。掃除しよう、あれもこれも捨てよう、と思います。

気功の練習をすると、そのようなことが起こります。血管や神経が柔軟性を取り戻し、機能が回復してくると、身体の異常を感知できるようになってきます。

ふさがっていた気の通り道に、一筋の光が入る感じです。長年、凝り固まって当たり前になっていた身体の癖、さらに心の癖がはっきりと照らされて、浮き上がってみえるのです。それが異常な状態だと認識できるようになるのです。

癖や邪気に気がついたら、しめたものです。すると自然治癒力がはたらき始め、悪いものをどんどん手放すことができます。身体と心は、重くのしかかっていた鎧を脱ぎ捨てたかのように、軽く、明るくなってい

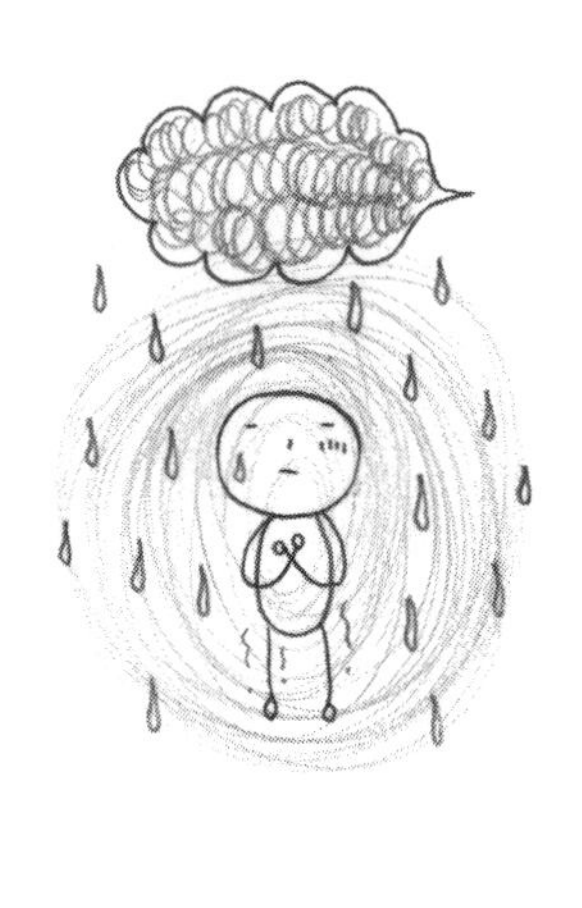

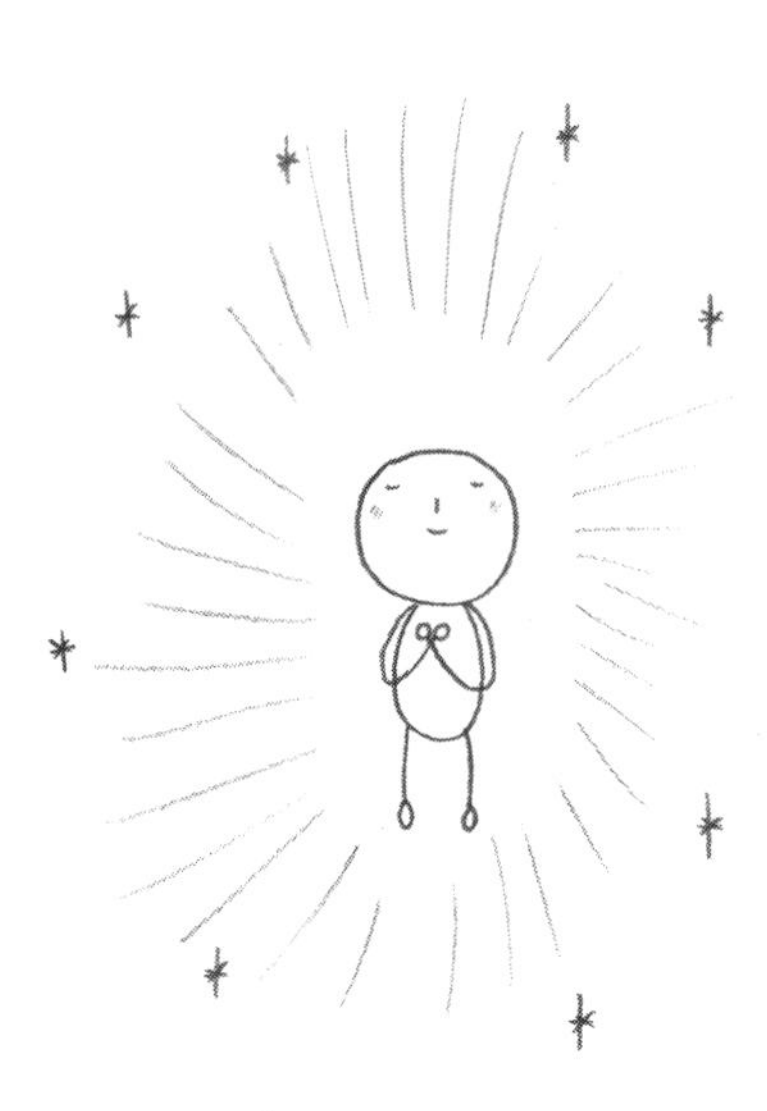

きます。

3年も練習を続ければ、ずいぶん身体も心も「変わった」と感じるはずです。人間の身体の細胞は、3年もするとすべて入れ替わると医学的にもいわれています(部位によって違い、諸説あるようですが)。気功でつくりあげたピカピカの細胞に全身が更新されると、よいエネルギーに満ちた身体へと変わります。

★ ☆ ★ ☆ ★ ☆

気功で変わる!

気功では、自分の癖や邪気を手放していくことが大切とされています。気功の練習を続けるうちに、自分の身体の癖、さらに心の癖がみえてきます。すると自然治癒力がはたらき始め、3年も練習を続ければ、全身がよい気で満ちた細胞に入れ替わります。

★ ☆ ★ ☆ ★ ☆

2. 癖や邪気を手放した先に

本来の輝く自分に出会う

私が太極拳の先生から教えていただいたことがあります。「修徳養性化無形」(癖をとり、癖をとったところから、その人の本当の太極拳が現れる)。その教えは気功にも通じるもので、とても感動しました。

子どものときに習っていたピアノの先生も同じことを教えてくれました。練習を重ねて、自分の癖を徹底的にとっていくことで、無心になって本来の曲を奏でることができるのです。

「修徳養性化無形」の「無形」というのは、「神」であるともいわれます。気功においても、すべての人は「神」と考えます。癖や邪気をとった先には、本来の自分である「神」が現れるとしています。これは宗教の神様とは少し違うニュアンスで、自分自身の中に「神」がある、という考え方です。

私たちは、癖を「自分らしさ」と思い、勘違いして生きていることがほとんどです。しかし、本当の「自分らしさ」は、その癖や邪気を手放した先の、自分の中心に現れた「神」である、と気功では捉えるのです。

気功の練習をしていると、今まで人前で話すのが苦手で消極的なのが自分だと思っていた人が、堂々と人

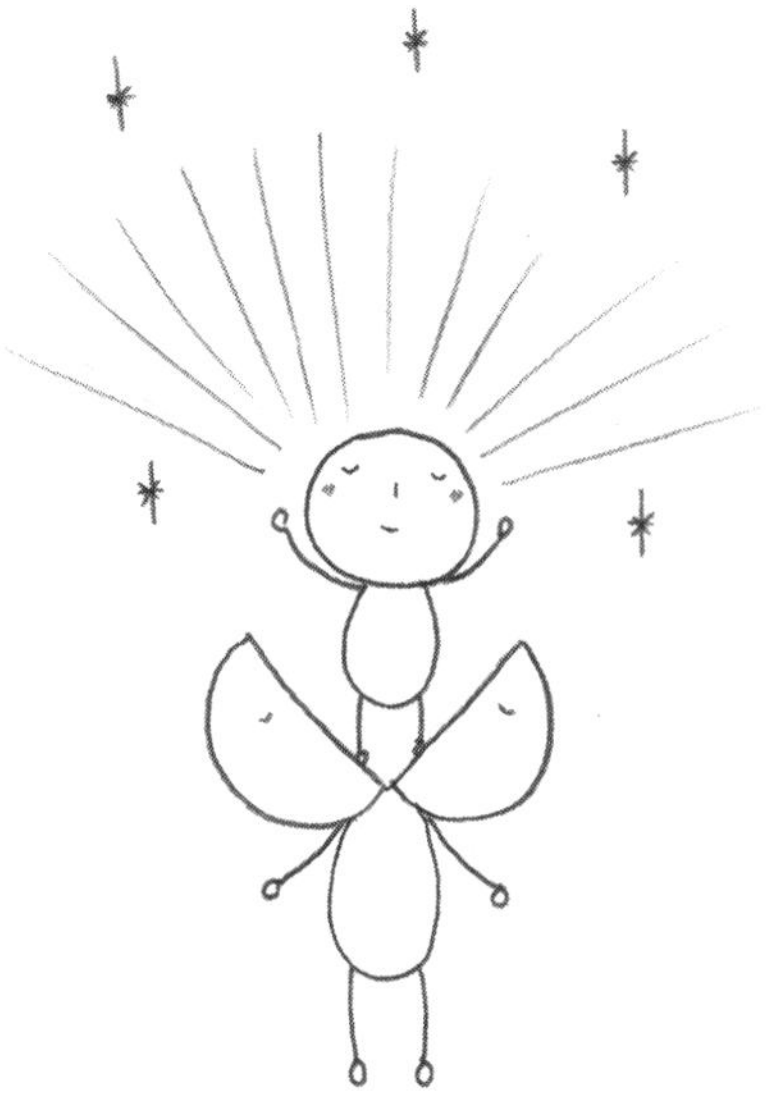

前で話せるようになったり、積極的になったりします。実は、それが本来の自分なのです。本来の自分は、話が苦手でも消極的でもなかったのです。

そのように一つ一つ、自分の癖や邪気に気がついて、一生かけて手放していきます。そうすることで、本来の自然な自分へと還っていきます。それは自分の中心に元々あった「神」。輝く光のような自分です。

★ ☆ ★ ☆ ★ ☆

気功で変わる！

本当の「自分らしさ」は、自分の癖や邪気に気がついて、手放していった先に現れます。そうして一生かけて、本来の自分に還っていくのです。本来の自分は、輝く光のような自分であり、「神」のような存在です。

★ ☆ ★ ☆ ★ ☆

祝「新しい自分に変わる気功」を修了したあなたへ

1段、2段、3段、それぞれ60回修了、本当におめでとうございます！

今、あなたの気（エネルギー）は美しく変わっています。

やると決心し、強い意志を持って同じ型の気功を60回くり返したことで、体力、意志力、決断力、継続力、実行力が身につきました。そこに自然とついてくるの

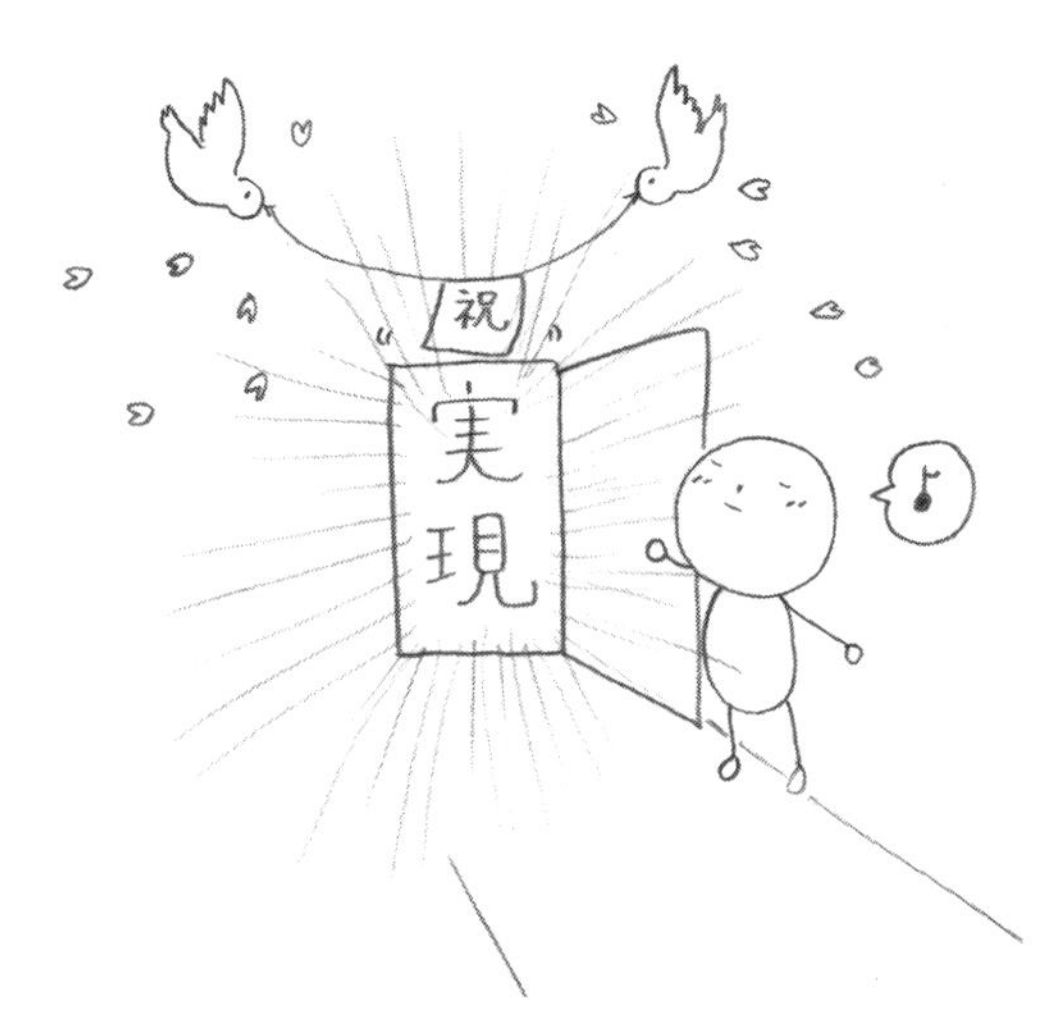

は、実現力。今のあなたの心と身体の力をもってすれば、自分の願い、思い、意思をこの世界に実現していくことができるのです。

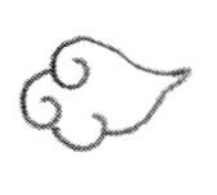

さあ、ここまでやり通した自分を褒めてあげましょう。心の底から自分に自信を持ってください。自分の強さ、実力を尊敬しましょう。そして、やりたいこと、実現したいことを自信満々で形にしていってください。

あなたの世界が、真に燦然（さんぜん）と輝く世界になりますように。それぞれの世界の輝きがあいまって、この世界の大きな輝きを創造していくのですから。

これが、紀元前から伝わる気功という技術に秘められた力です。宇宙、自然の一部であるあなたの気（エネルギー）が美しく変わること、本来の自分へと還っていくこと。それは、すなわち、宇宙、自然の気（エネルギー）を美しくし、開花させていくことにほかならないのです。

おわりに

私が気功を始めた頃は、日本ではまだ気功はあやしいものと思う方も多く、大きな声で堂々と、「気功を習っているんだ。」とは言いづらい、少し肩身の狭い状況でした。

けれども幸いなことに、最近では、大学の授業に気功が取り入れられたり、テレビでも気功の番組が放送されたりするようになり、ずいぶんと気功への正しい認識が広まってきたように思います。

ラジオ体操、太極拳、ストレッチ、ヨガを選ぶのと同じような感覚で、気功を選んでいただけるようになることを一つの目標としてお伝えし続けてきた私にとって、このような状況はとても喜ばしいかぎりです。

そしてこの本がまた、微力ながらも、正しく気功というものを理解していただき、大切な健康のために役立てていただくことができれば、幸いです。

最後に、私の拙いホームページをご覧いただき、本の出版のお話をくださったBABジャパンの木村麗様、本の制作・出版のためにご尽力くださった方々、また、気功をお伝えくださった松丹気功教室の小林俊雄先生、梁気功事務所の梁蔭全先生、そして私を、星ノ氣功を支えてくださっているすべての方に、心より感謝をいたします。本当にありがとうございます。

星野真木

著 者 ● 星野真木（ほしの まき）

「星ノ氣功」主宰。病弱で体調を崩してほぼ寝たきりの状態の時に気功に出会い、回復。気功療法の仕事を始める。気功講座開催。全日本気功療術師認定協会 認定気功療術師、一般社団法人 全日本養生協会気功療法講師、日本武術太極拳連盟公認太極拳普及指導員。
<星ノ氣功>
http://hoshinokikou.com/

イラスト ● 星野真木

本文デザイン、装丁 ● ギール・プロ

カラダが変わる！ ココロが変わる！ 人生が変わる！

気功で新しい自分に変わる本

2016年６月30日　初版第１刷発行
2020年８月30日　初版第２刷発行

著者
星野真木

発行者
東口敏郎

発行所
株式会社BABジャパン
〒151-0073　東京都渋谷区笹塚1-30-11 中村ビル
TEL 03-3469-0135　FAX 03-3469-0162
URL http://www.therapylife.jp
E-mail: shop@bab.co.jp

郵便振替
00140-7-116767

印刷・製本
中央精版印刷株式会社

ISBN978-4-86220-980-1　C2077